ヒント：梅雨の必需品

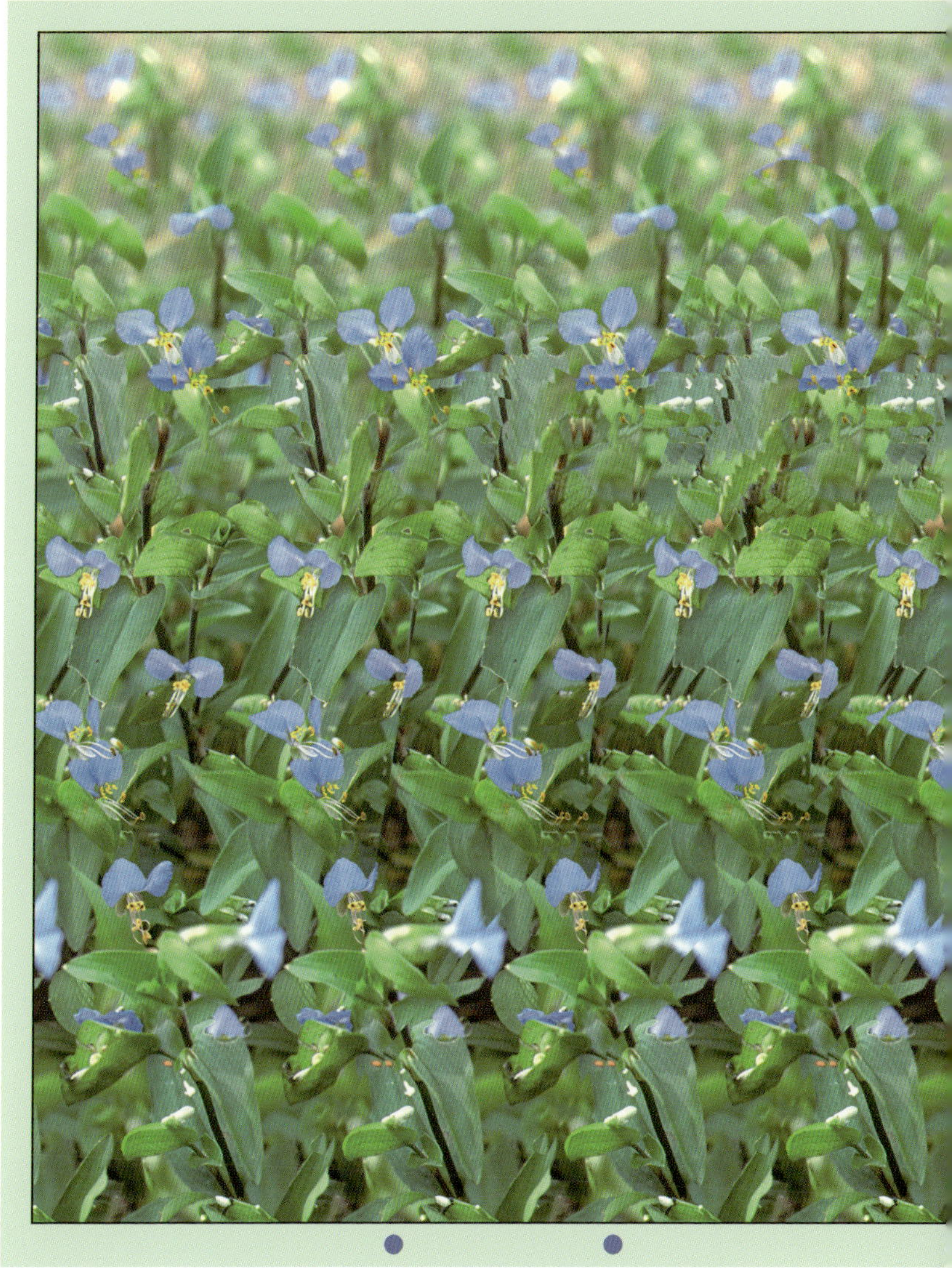

寄り目をして2個の丸点が3個に見えたら、
そのまま3Dイラストを見てみましょう。

ヒント：いくつになってもオシャレしたい

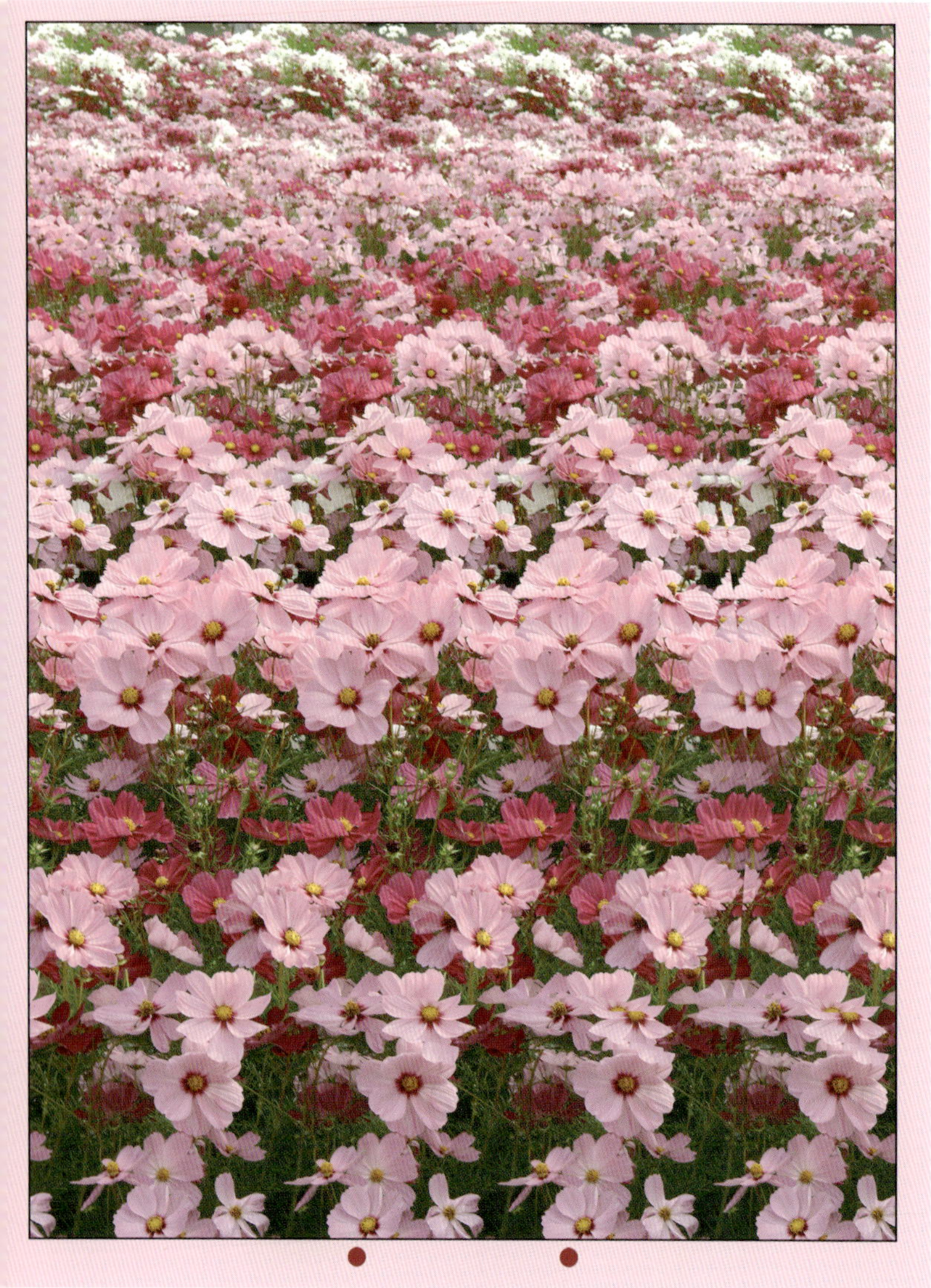

寄り目をして2個の丸点が3個に見えたら、
そのまま3Dイラストを見てみましょう。

アイバランスマスク

（使い方は、本文109ページ）

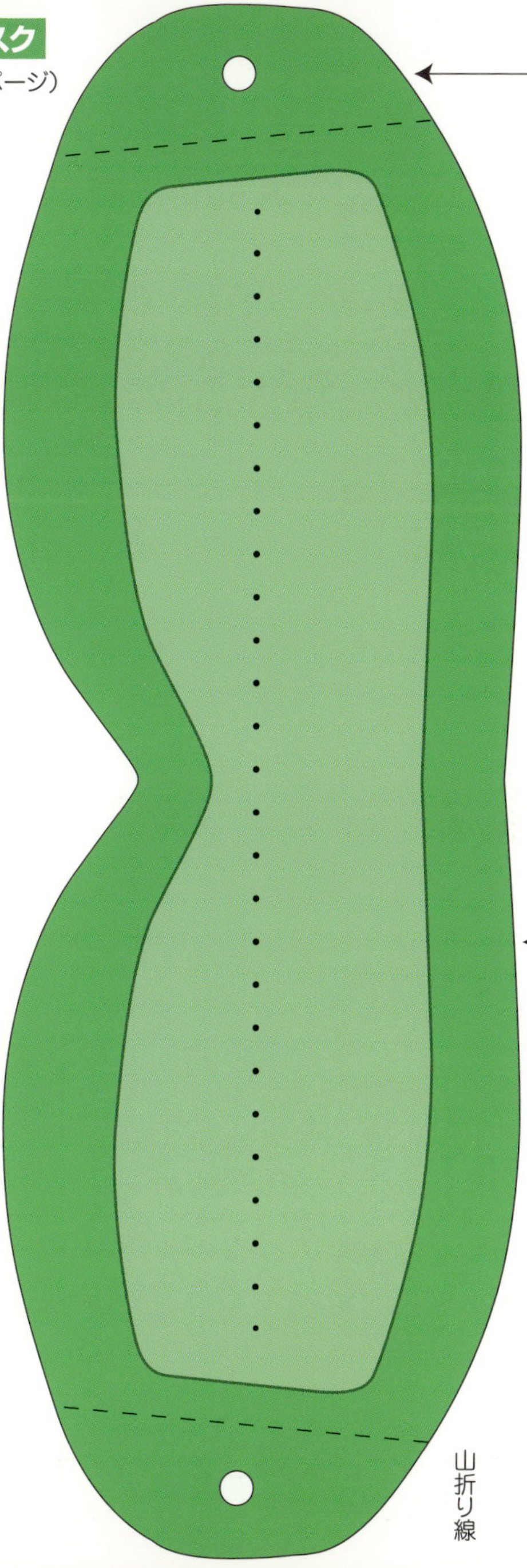

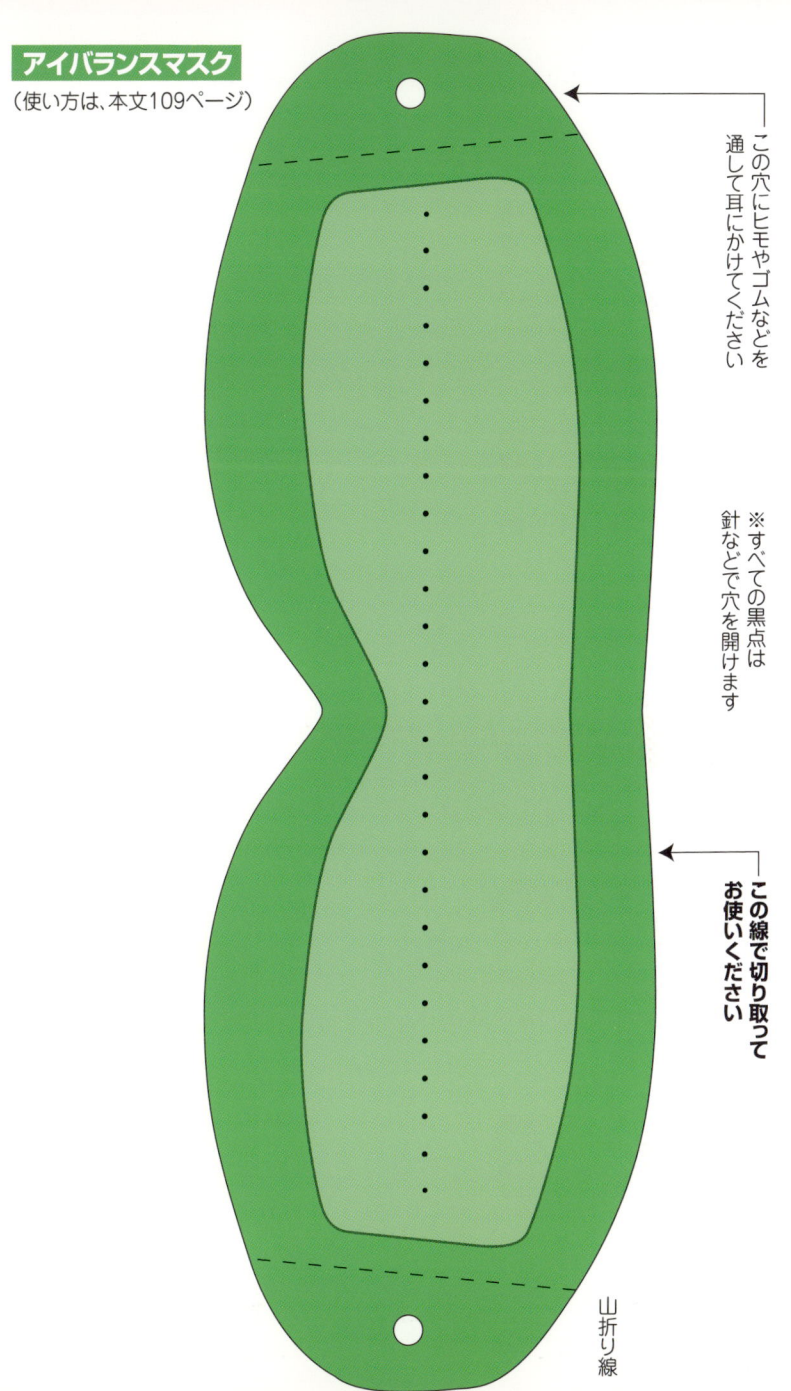

驚異の
老眼回復法

ビジョン・フィットネスセンター所長
中川和宏

三笠書房

プロローグ

手元がハッキリ見える！
目のかすみ・疲れが取れた！

脳を活性化して、劇的な効果を上げる“究極の視力回復プログラム”！

みなさん、はじめまして。ビジョン・フィットネスセンター所長の中川和宏です。

本書では、みなさんが、**老眼を予防・回復させて、100歳まで充実した人生をイキイキと生き切る**お手伝いをさせていただきます！

近年、日本では、老眼の低年齢化が加速度的に進んでいます。

40歳以上の老眼人口は、約7300万人と、じつに日本人の2人にひとりは老眼なのです。

従来は、老眼は40代からはじまるといわれていましたが、最近は、30代での老眼もめずらしくありません。

これは、パソコンやテレビゲーム、携帯電話など、「目を酷使する機器」の普及に大きな原因があります。

揺れる電車内で携帯電話の画面を見つめてメールに熱中し、仕事中は毎日パソコンの画面を何時間も至近距離で見続け、帰宅後は寝るまでテレビを観る――。

そんな生活では、いくら若くても目が早く老化して、衰えてしまいます。

“かつての視力”は、必ず取り戻せる。いくつになっても、誰でも!

ところで、みなさんは、

「一度落ちた視力は戻らない」
「老眼は目の老化現象だからしかたがない」
……

と、あきらめていませんか?

近視になったらメガネやコンタクトレンズを使用し、老眼になったら老眼鏡や遠近両用コンタクトレンズを使用する。もっと視力が悪くなったら、もっと度数の強いものに替える……。

それ以外に方法はないと思っている人が、大半ではないでしょうか。

しかし、視力は必ず回復します。
しかも、いくつになっても、誰でも、です。

眼科は、「目の病気」を治すところ。「視力」を回復させるところではない！

そのカギは、**「ビジョン・セラピー」**にあります。「ビジョン・セラピー」は、日本語で「視力療法」と訳します。

みなさんは、風邪をひいたら内科へ、骨折したら外科へ……と、体調が悪くなったら、それぞれの症状に合わせて病院を選び、治療を受けると思います。

そこでは、それぞれの専門分野の「正しい知識と対処法」を何年も学んだ医師が、それぞれの病気に適した治療を行なってくれるでしょう。

しかし、**視力だけは、なぜか回復させる治療を行なってもらえません。**

風邪をひいたら内科へ、骨折したら外科へ……
では、「老眼」になったら？？？

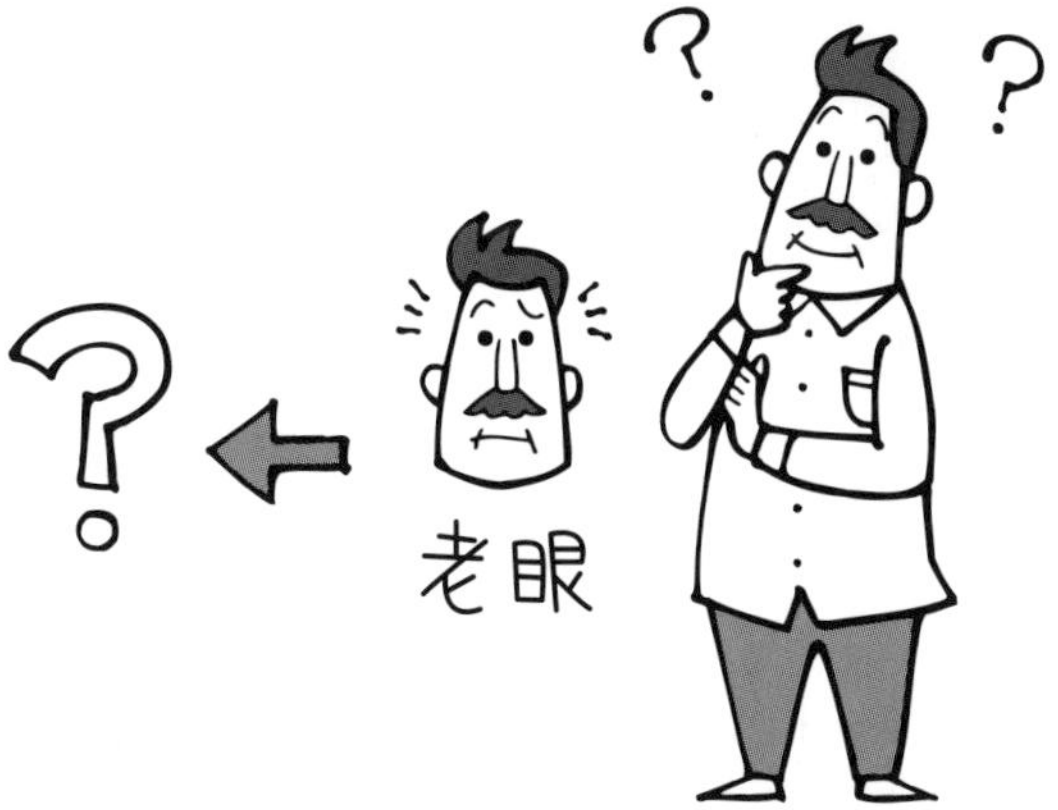

メガネやコンタクトレンズを与えられておしまい。「視力が悪い事実を受け入れるのが当たり前」とされているのが現状です。

よく考えてみるとおかしいと思いませんか？

じつは、そこには理由があるのです。

それは何かというと、

眼科は、白内障や緑内障、結膜炎といった「目の病気」を治療するところであって、「視力」を回復するところではない！

からなのです。

体験者の95％が、「視力の向上」に成功！

その一方で、アメリカやヨーロッパへ行くと、日本でもおなじみの眼科の他に、**「視力眼科（オプトメトリー）」**というものがあります。

眼科が目の病気を治療するのに対して、**「視力眼科」は、目の機能（視力）を維持・回復させることを専門とした治療を行なうのです。**

私は、この「視力を回復させる正しい知識と対処法」をアメリカで学びました。そして、さらに独自に研究・開発を重ね、日本人に最適な方法へと発展させたのが、本書で紹介する「中川式ビジョン・セラピー」です。

このメソッドを用いて、これまでの31年間で2万人以上の目のカウンセリングを行ない、視力回復・目の健康回復のお手伝いをしてきました。

従来の考え方だと……

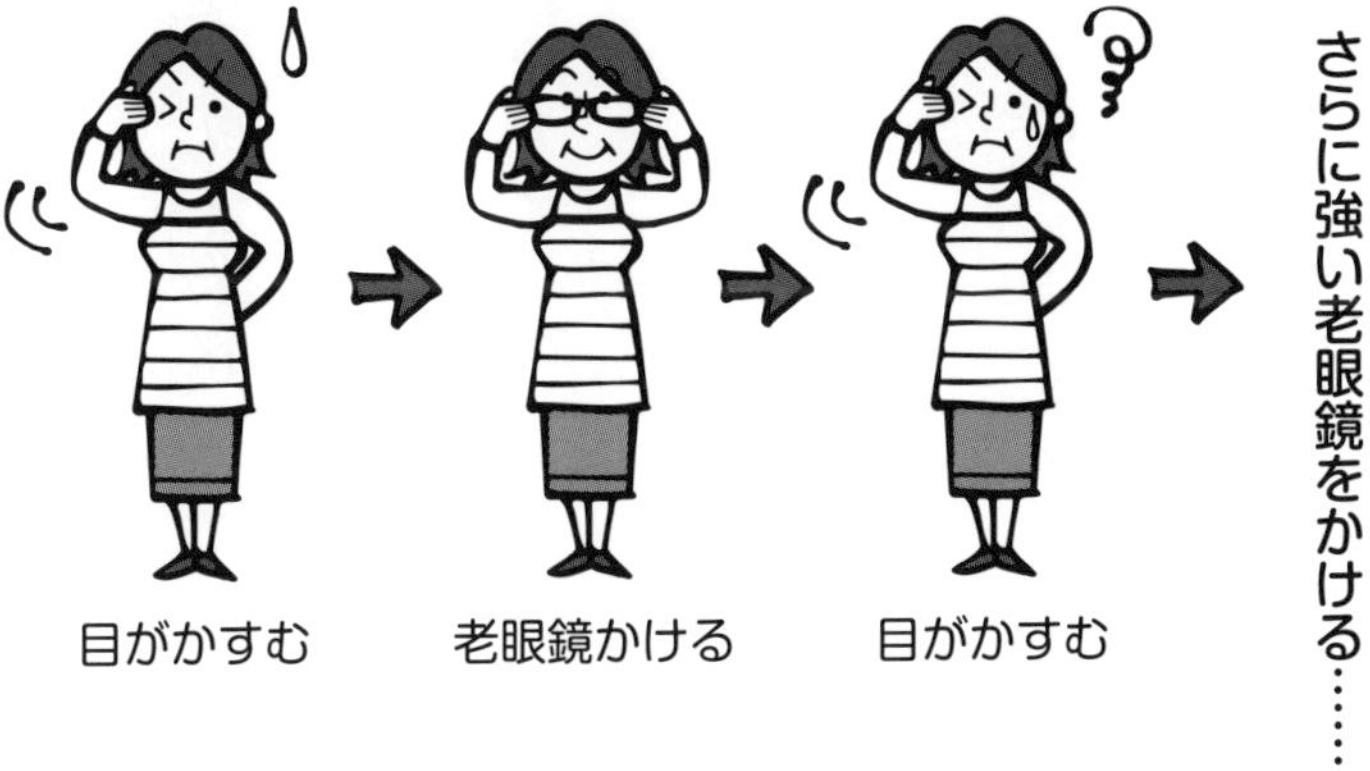

「中川式ビジョン・セラピー」だと……

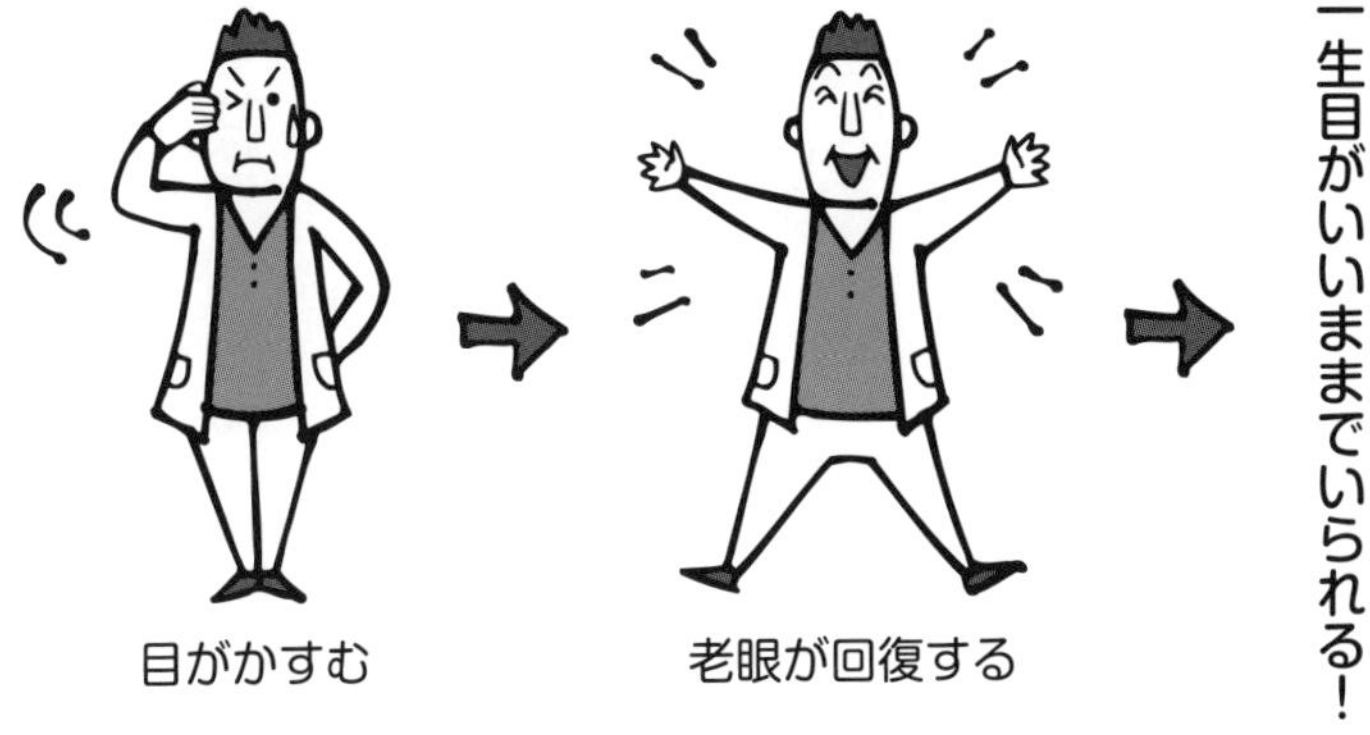
目がかすむ
老眼が回復する
一生目がいいままでいられる！

その経験から、

どんなに視力が低下しても、決してあきらめることはありません。
老眼も近視も、今からでも回復します！

と、自信をもって断言できるのです。

誰でもなるが、誰でも「治せる」のが老眼です

最近、こんなお問い合わせをたくさんいただきます。
「私、老眼なんです。老眼でも治るんでしょうか？」

もちろん、老眼だって大丈夫です。

必ず回復します！


もうすでに老眼鏡のお世話になっている人も、あきらめる必要はありません。

実際のところ、私の指導のもとトレーニングを行なって、とうとう老眼鏡がいらなくなってしまったという人もいます。


私は現在、59歳ですが、いまだに老眼鏡は不要です。

もちろん近視や乱視や眼病もありません。今後もなる予定は一切ありません。

これは、「中川式ビジョン・セラピー」を自ら実践し続けてきたおかげです。

正しい方法で、目を鍛えることができれば、老眼や近視を予防・回復し、いつまでも若々しく良好な視力を維持することは可能なのです。

●目が悪くなると、脳もソンをする
――「認知症」も目が原因だった!?

また、老眼が進むということは、単にものが見えづらくなるということにとどまりません。

みなさんのまわりに、老眼がはじまってから、めっきり老けて元気がなくなってしまったという人はいませんか？

おしゃれで明るくて、趣味も豊富でよく外出していた人が、目が悪くなってからは、身なりを気にすることがなくなり生気もなくなって家に閉じこもるようになってしまった、というのはよく聞く話です。

脅《おど》かすわけではありませんが、**視力の低下が認知症の発症リスクの上昇につながる**という研究結果もあります。

目が悪くなると、〝脳力〟はガクンと落ちます。記憶力、集中力、理解力、判断力の低下に直結します。

要するに、目が悪いために、脳の働きが鈍くなり、〝あなたが本来もっている能力〟を出し切れなくなってしまうのです。

ですから、**「老眼は老化だからしかたがない」とあきらめて、何の手立ても取らないのは、非常に危険なこと**なのです。

本書でこれから紹介するメソッドは、**目をよくするとともに、脳を活性化します。記憶力、集中力、理解力、判断力……も驚くほどアップします!**

しかも、うれしいことにこの効果は、一方通行ではありません。

脳が活性化すると、「見る力」も鍛えられますので、さらに老眼が回復していきます。**目も脳も相乗効果で、一気に、かつ、パワフルに若返っていくのです!**

本書の効果的な使い方

「中川式ビジョン・セラピー」の理論や方法はこれから詳しくご説明していきますが、私のトレーニング法は、どれもむずかしいものではありません。

ゲーム感覚で楽しみながら、短時間でできるものばかりです。

すぐにでもトレーニングをやってみたいという気持ちをおさえて、まずは、本文に最後まで目を通してください。

「中川式ビジョン・セラピー」で自分の目と脳に何が起こるのか、また、より効果的に老眼を回復するにはどうすればいいのかを何となくでいいので理解してからトレーニングに入りましょう。

本書の流れは次のようになっています。

本書はこんな人におすすめ！

老眼を予防・改善したい！

・最近目がかすむ、文字が見えにくい
……「老眼かも？」と不安に思っている人

・今ある老眼鏡では見えづらくなってきた人

・20代、30代でも、将来、老眼になりたくない人

いつまでも若々しくはつらつとしていたい！

・物忘れがひどい、人の名前が出てこない……記憶力、集中力をアップさせたい人

・車の運転に自信がなくなってきた人

・眼精疲労、白内障、緑内障、加齢黄斑変性
……を予防・改善したい人

人生をさらに豊かにしたい！

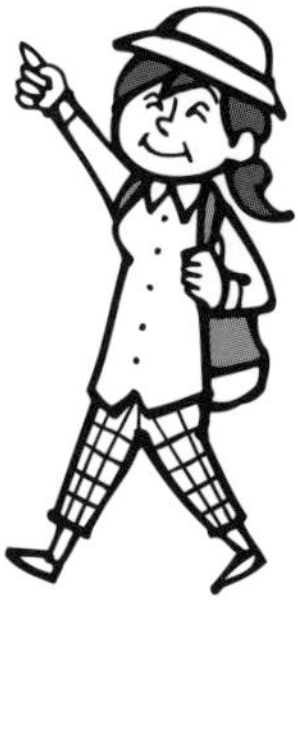

・いつでも前向きでいたい人

・仕事で思う存分自分の能力を発揮したい人

・いくつになっても読書や、映画鑑賞、旅行にスポーツを楽しみたい人

1章では、「中川式ビジョン・セラピー」でなぜここまで老眼を予防・回復できるのか。その理由を、わかりやすく解説します。

2章では、老眼を止めて脳も若返らせる「驚異の視力回復プログラム」を実際に行なっていただきます。

3章では、100歳まで現役でいられるよう、「運動神経」を視力と一緒に活性化させていきます。

4章では、目と脳を細胞からイキイキさせる生活術をご紹介します。

最後に5章で、年とともに症状が現われやすくなる白内障や緑内障といった目のトラブルの予防・改善法を具体的にお教えします。

まずは1日15分、目標10日間からはじめてみてください。

楽しみながら継続するうちに、気がつけば視界がクリアになり、書類や本、新聞をストレスなく読んでいる自分と出会えるでしょう。

さっそく、はじめましょう！

もくじ

2章

〈実践！〉老眼を止めて、頭の回転を驚くほど速くする「驚異の視力回復プログラム」

3章

〈仕事で、勉強で、運転で、スポーツで……〉100歳まで現役！効果抜群の「目と体の運動神経復活プログラム」

4章

「目」と「脳」を、細胞からイキイキさせる生活術

5章 白内障・緑内障・加齢黄斑変性……目のトラブル予防・改善法

口絵3Dイラスト◯久納ヒロシ
本文イラストレーション◯タニグチコウイチ
◯ますこひかり
本文図版◯松尾容巳子
本文DTP◯株式会社 Sun Fuerza

1章

「中川式ビジョン・セラピー」で、なぜ、ここまで〝かつての視力〟を取り戻せるのか？

「老眼は必ず回復します！」
そう信じた人から、
目はよくなっていきます。

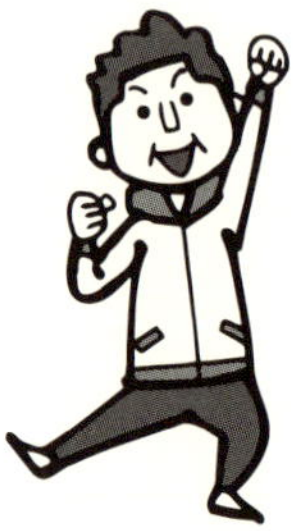

老眼は、〝受け入れるもの〟ではなく、〝食い止めるもの〟

人生において、「もう年だな……」とふっと寂しく感じる瞬間というのが、誰にでもあるものです。

たとえば、スタイル自慢の女性だったら、去年のスカートが入らなくなって、ウエストにゴムの入ったスカートを何のためらいもなくはくようになったときかもしれません。男性だったら、薄くなってきた髪を隠すような髪型を鏡に向かって研究しはじめたときかもしれません。

そして、そういった瞬間の象徴的なことのひとつに、「はじめて老眼鏡をかけたとき」というのがあります。新聞の文字が読みにくくなったり、縫いものをしているとき手元が見えにくかったり……。「老眼鏡をかけなくちゃいけないのかな……」

と自分が急に老け込んだように感じます。

個人差はありますが、一般的には40代に入ったころから、こういった老化現象が現われてくるようです。

「近眼の人は老眼にならない」などと安心している人もいるようですが、これは真っ赤なウソ。**近視でも、老眼は等しく訪れます。**ただ単に、近視は老眼と相殺《そうさい》されて、〝気づくのが遅れる〟ことが多いだけなのです。

だからといって、「しかたない」などとあきらめているあなた！

失礼ですが、いったい、おいくつですか？

80代？　それとも90代？

そうでないならば、それはあまりにも早すぎるというものです。

考えてみてください。平均寿命が50歳だった時代ならいざ知らず、今は、40代、50代、60代といったら、まだ現役バリバリの年齢です。

職場や家庭で多くの部下や家族たちを背負ってがんばっている人が「目だけ老

もしかして、私もいよいよ老眼！?
こんな症状を感じたら――老眼の初期症状

- 目が疲れやすい、かすむ
- 細かい文字が読みにくい
- 明るい場所から暗い場所へ行ったとき、目が慣れるのに以前より時間がかかる
- 太陽や部屋の明かりが以前よりまぶしく感じられる
- 夕方になると、ものが見えづらくなる
- 首・肩こり、頭痛、吐き気などが頻発する

人」なんて、なんだかおかしな話ではありませんか。

一般的な常識など、どうでもいいのです。

まずは、常識に逆らってしまうことがファーストステップ。

老眼は、回復するものだと考えを改めてください！

「老眼は回復しない」という考え方が、脳の見る意欲を失わせ、結果として視力低下に拍車をかけている場合も、少なからずあるのです。

「見えにくさ」の陰には、
目の病気が潜んでいる
かもしれません。

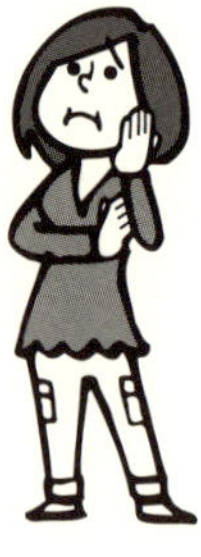

あなたの目は大丈夫？——「目の健康」徹底チェック

「見えること」の大切さはわかってはいても、自分の目の健康状態をよく把握している、または関心をもっているという人は、残念なことに、驚くほど少ないものです。

歯には、インプラントや矯正《きょうせい》など数十万、数百万のお金をかける人は多くても、目が悪くなれば、メガネをかけるかコンタクトをするかで終わりです。

でも考えてみてください。**「入れ歯」はあっても「入れ目」はない**のです。

老眼になったら「年齢だからしかたがない」と、すぐ老眼鏡に頼るのが現実ではないでしょうか。

老眼鏡は、たしかに便利です。けれども、それは目や脳を甘やかし、視力をさらに低下させることにつながります。

実際、老眼鏡を愛用するうちに、視力が低下して、以前はクッキリ見えていた遠くのものが見えなくなり、裸眼では、遠くも近くも見づらくなってしまった、といった例は枚挙にいとまがありません。

また、最近、医療の分野でも老眼のレーシック（目の表面の角膜にレーザーをあて、視力を矯正する手術）を施術《せじゅつ》するところが増えました。

でも、これで老眼がストップすることも回復することもありません。便利なものに頼ってその場しのぎをするだけのことで、どんどん老眼は進行していきます。

老眼だけならまだしも、目の衰えの陰には、目の病気が潜んでいるかもしれません。中高年がかかる眼病は、失明につながりやすいので要注意です。

本書で自分の目について知り、一緒に老眼や眼病を食い止めましょう。

初期に現われる、こんな重大サインを見逃すな！

- ☑ 目の前に綿ぼこりのような糸くずみたいなものがちらついたり黒い点が見える
  ➡「飛蚊症」の疑いがあります。

- ☑ ものがぼんやり見えたり、かすんだりする。また、光をまぶしく感じる
  ➡「眼精疲労」「白内障」の疑いがあります。

- ☑ ものがゆがんで見える
  ➡「網膜剥離」、まれに「網膜静脈閉塞症」の疑いがあります。
  また、中心部がゆがんで見える場合は、「黄斑変性症」や「中心性脈絡網膜症」の可能性があります。

- ☑ 視野が狭くなり視野の一部が欠ける
  ➡ 視野が周辺から次第にかけてきた場合は、「緑内障」。視野の一部が欠けている場合は、「網膜剥離」が疑われます。
  一度に広い範囲で視野が欠けた場合は、目に関しては、「網膜静脈閉塞症」「網膜動脈閉塞症」が疑われます。脳に関連しては、「脳梗塞」「脳出血」「脳腫瘍」などの可能性があります。

少しでも心当たりがある人は、今すぐ病院へ行って検査をしましょう。とくに、近視で老眼の人は要注意です。

皮膚も血管も内臓も筋肉も、
年とともに〝硬く〟なります。
それは、「目」も例外ではありません。

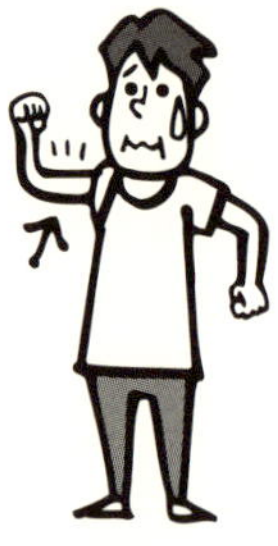

「なぜ、近くが見えなくなるのか」世界一わかりやすい「老眼のしくみ」

老眼が起こる原因は、大きく分けて2つあります。

ここではまず、ひとつめの原因、**「目のピント調節力の低下」**についてできるだけわかりやすく解説していきましょう。

35ページの図を見てください。私たちはものを見るとき、**瞳孔**（どうこう）から入ってきた光を目の奥にある**網膜**（もうまく・カメラでいうとフィルムに相当します）でとらえます。

そのさい、瞳孔の内部にある**水晶体**（すいしょうたい・カメラのレンズに相当）で光を屈折させ、網膜にきちんと像を映し出すように、ピントを調節しています。

水晶体は、厚みを変えることによってピントを合わせています。その厚みを変えるのに必要なのが**毛様体**（もうようたい）という筋肉です。

毛様体は、近くを見るときは緊張して水晶体を厚くし、反対に、遠くを見るときにはゆるんで水晶体を薄くします。このように、見るものとの距離に応じて、水晶体が厚みを変えてピントを合わせることを、**「目のピント調節力」**といいます。

年をとると、この水晶体は弾力性を失って硬くなります。

一方の毛様体筋も、他の筋肉と同じように、年をとるにつれて衰えていきます。

その結果、目の調節力が低下し、老眼が現われるのです。

近視は、近くにばかりピントを合わせて毛様体が緊張したままになり、遠くのものがぼやけて見える状態のこと。一方の老眼は、毛様体の収縮力が衰えてピントがうまく合わず、近くのものが見えづらい状態のことをいいます。

ものが見えるしくみ

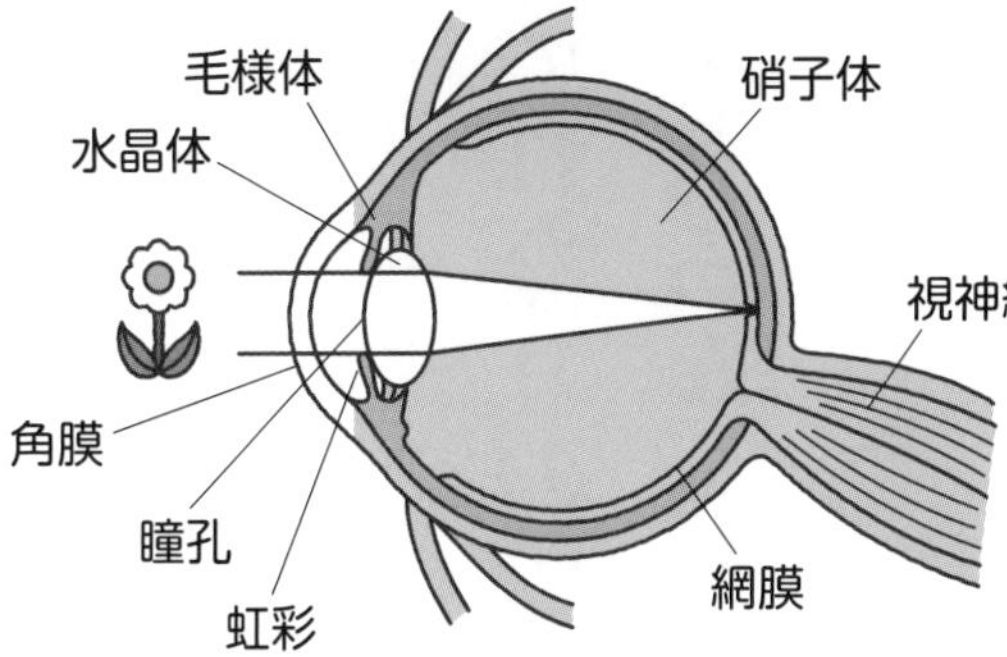

近くを見るとき

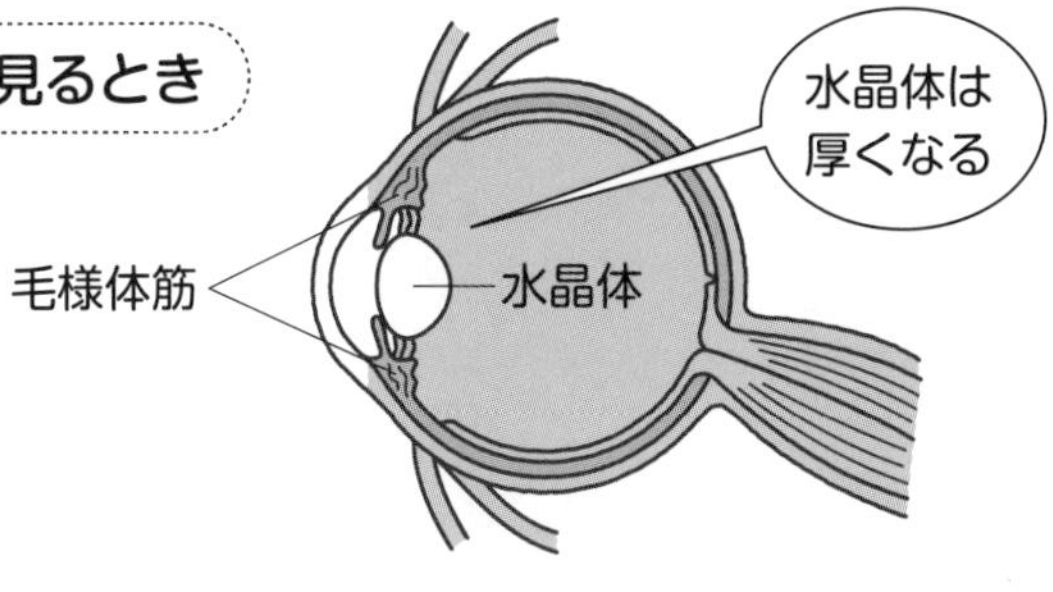

遠くを見るとき

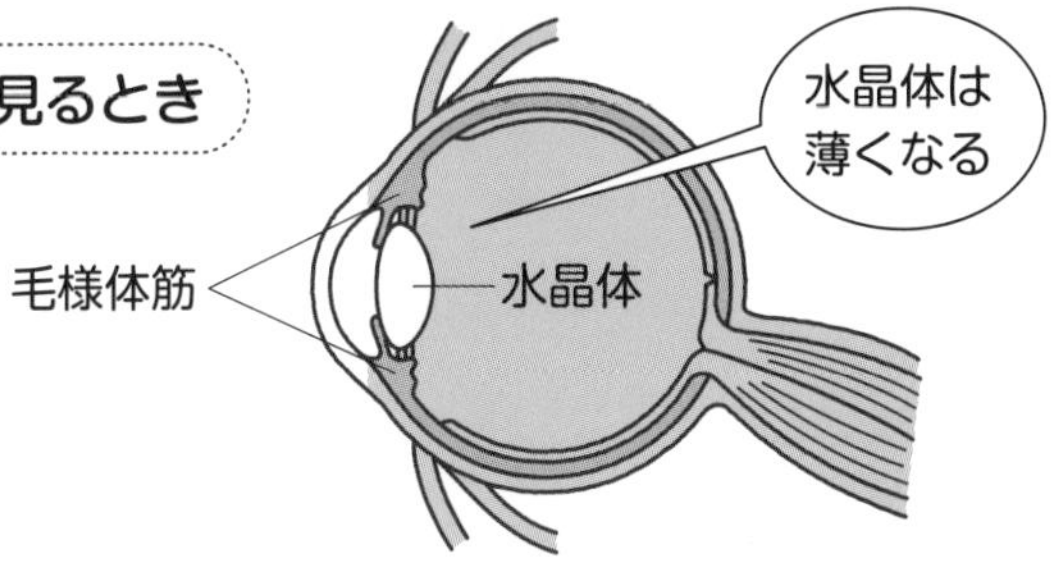

きちんと鍛えれば、
どんなに衰えた筋肉も、
それなりの成果をあげるもの。
もちろん「眼筋」も
例外ではありません。

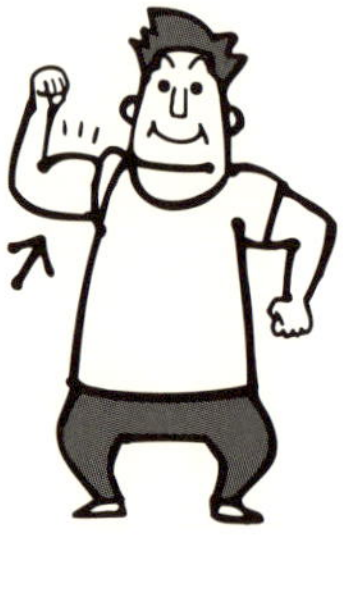

信じられないような効果が次々！
誰でも簡単に楽しくできる〝即効療法〟

とても重要なことなので繰り返しますが、老眼というのは、老化現象によって水晶体、毛様体筋が弾力を失い、ものにピントが合いづらくなったため、近くのものが見えなくなっていくというものです。

一般的な老眼のはじまりは40歳前後といわれていますが、じつは、この**ピントを調節する力は20歳あたりから衰えていきます。**

つまり、老眼はこのころから進行しているといえるのです。

ですから、**老眼対策をするのに、20代だからといって早すぎることはない**のです。

さきほど、老眼になる年齢には個人差がある、といいました。その差がどこから生じてくるのかといえば、じつはこの〝弾力性〟、つまり毛様体筋や水晶体のしなやかさによるのです。

若いころに運動選手だった人は、かなりの高齢になっても、元気ハツラツと動き回っています。

引退した野球選手なども、老齢期に入って白髪が増えたり、お腹が出たりしますが、それでもまわりの同年代に比べれば若々しい印象があるはずです。

背筋しゃっきり、キビキビとした動き。これは若いときに全身の筋肉を動かして鍛えていたからに他なりません。

老眼というものが、毛様体筋と水晶体がしなやかさを失うことにより起こってくるのならば、やはり**毛様体筋を鍛えることによって柔軟性を取り戻し、その進行を防ぐことも回復させることも可能**です。

実際のところ、私が主宰する「ビジョン・フィットネスセンター」でトレーニン

「眼筋」だって、ストレッチ＆筋トレすれば、十分に鍛えられるのです！

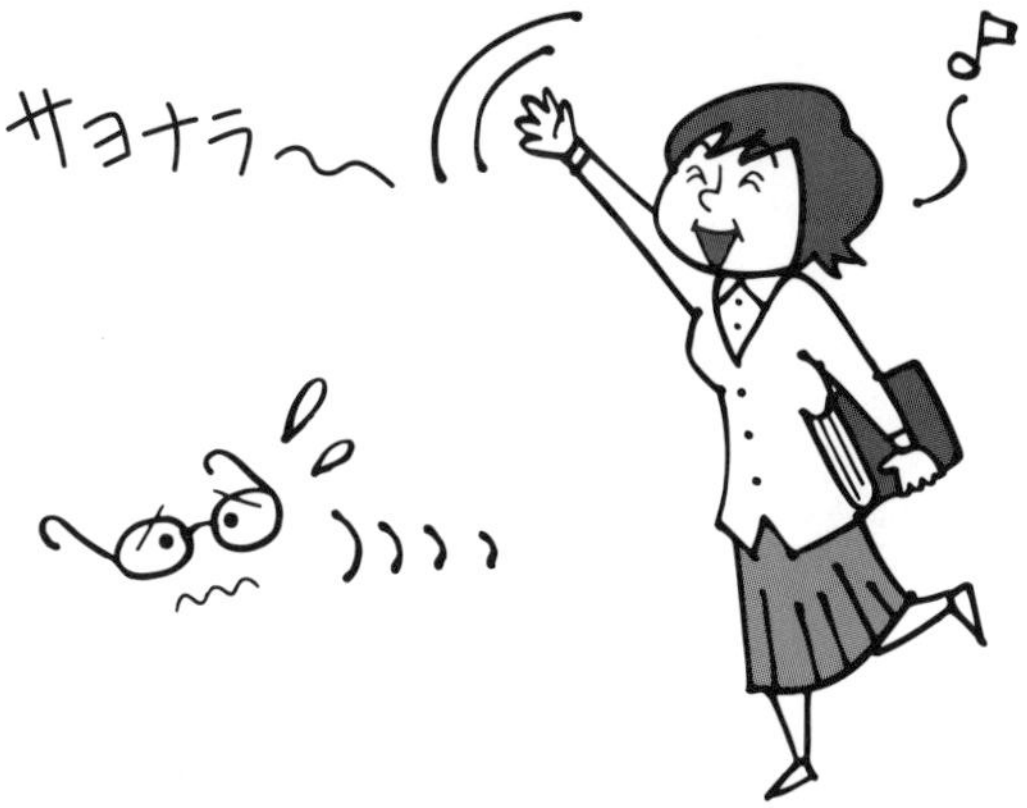

グを行ない、とうとう老眼鏡がいらなくなってしまったという人もいます。

もうすでに老眼鏡のお世話になっている人もあきらめないでください。**どんなに衰えている筋肉だって、きちんと鍛えてあげれば、それなりの成果をあげることができるものな**のです。

しかし、ひとつだけ注意していただきたいことがあります。

「よーし、老眼を治すぞ！」と意気込む気持ちはわかりますが、いきなり〝強い運動〟を行なうことは避けてください。

準備運動もせずに、いきなりフルマラソンをしたら、筋肉がつってしまいますね。

それと同じで、**今までのあなたの目は、運動らしい運動もせずにゴロゴロしていたのと同じ状態ですから、当然、筋肉は衰えてカチカチに固まっています。**

まずはそれをマッサージしてほぐしてあげるつもりで、ゆっくりと自分のペースでトレーニングをしていけばいいのです。

最初は、3割程度の力、練習量からはじめてはいかがでしょうか。

【あなたの“目年齢”はいくつ？】

目の老化には個人差があるとご説明しましたが、
では、あなたの“目年齢”はいったい、いくつでしょう？
あてはまる項目にチェックをいれていきましょう！

- □ パソコンを毎日2～3時間以上使う
- □ 目が疲れやすく、なかなか疲れが取れない
- □ 睡眠時間が7時間未満で、午前零時以降に寝る
- □ ドライアイがある
- □ 飛蚊症が気になる
- □ 近視が強い
- □ 乱視が強い
- □ 老眼が出はじめた
- □ 近視の合併症である緑内障・網膜剥離・白内障・黄斑変性症が気になる
- □ ものを見るとき目を細める
- □ メガネやコンタクトの度数がどんどん進む
- □ ソフトコンタクトを使用している
- □ 目の奥が痛むことがある
- □ 首、肩のこりがひどい
- □ 冷え性だ
- □ 慢性疲労や不眠、食欲不振がある
- □ よくものにぶつかる

1～3個チェックがついた人……20～30代
4～10個チェックがついた人……40～50代
10個以上チェックがついた人……60代以上

「中川式ビジョン・セラピー」は、
目だけでなく、
脳にもアプローチするものです。
だからこそ、どんな悪い視力も、
劇的に回復するのです。

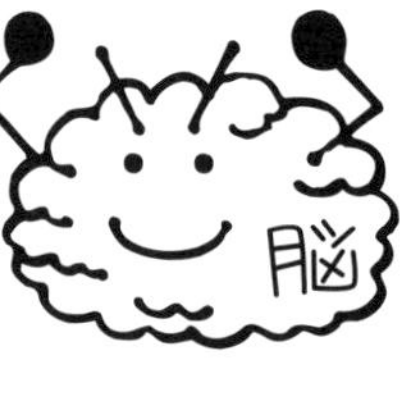

目から脳へ
——この〝キャッチボール〟が、老眼回復のカギ

老眼を回復する上で知っておいていただきたい、とても大切なことがあります。それは、視力低下の原因のふたつめ。**「脳の働きの低下」**についてです。

私たちは、「目」だけでものを見ているのではありません。

目がとらえた映像の情報が脳に送られ、脳が判断・解釈してはじめて、目の前にあるものが「見える」のです。

ものを見ることは、「目と脳の共同作業」なのです。

たとえば、目の前にある探しものをなかなかみつけられなかったり、疲れてボーッとしていて、文字を読み間違えたり、読み飛ばしてしまったりした経験はありませんか？

これは、**目に入った情報が脳まで届かない、あるいは脳が正しく処理できていないために起こるのです。**

脳の働きが低下すると、目に入った情報を脳が的確に処理できません。目にはしっかり映っているのに「見えなく」なってしまうのです。

従来の視力検査で測定している視力（眼球視力）と区別して、この脳が見る力のことを、私は**「脳内視力（のうないしりょく）」**と呼んでいます。

現代人は目を酷使することで、「目の調節力」だけでなく、「脳内視力」も低下しています。その元凶はパソコンや携帯電話。モニターの直接光は、間接的な光の2～3倍も目と脳を疲れさせます。

老眼ケアの第一歩としては、何よりもまず、パソコンや携帯電話のモニターを長時間見続けないことが重要です。

目と脳の“キャッチボール”、
ちゃんとうまくできていますか？

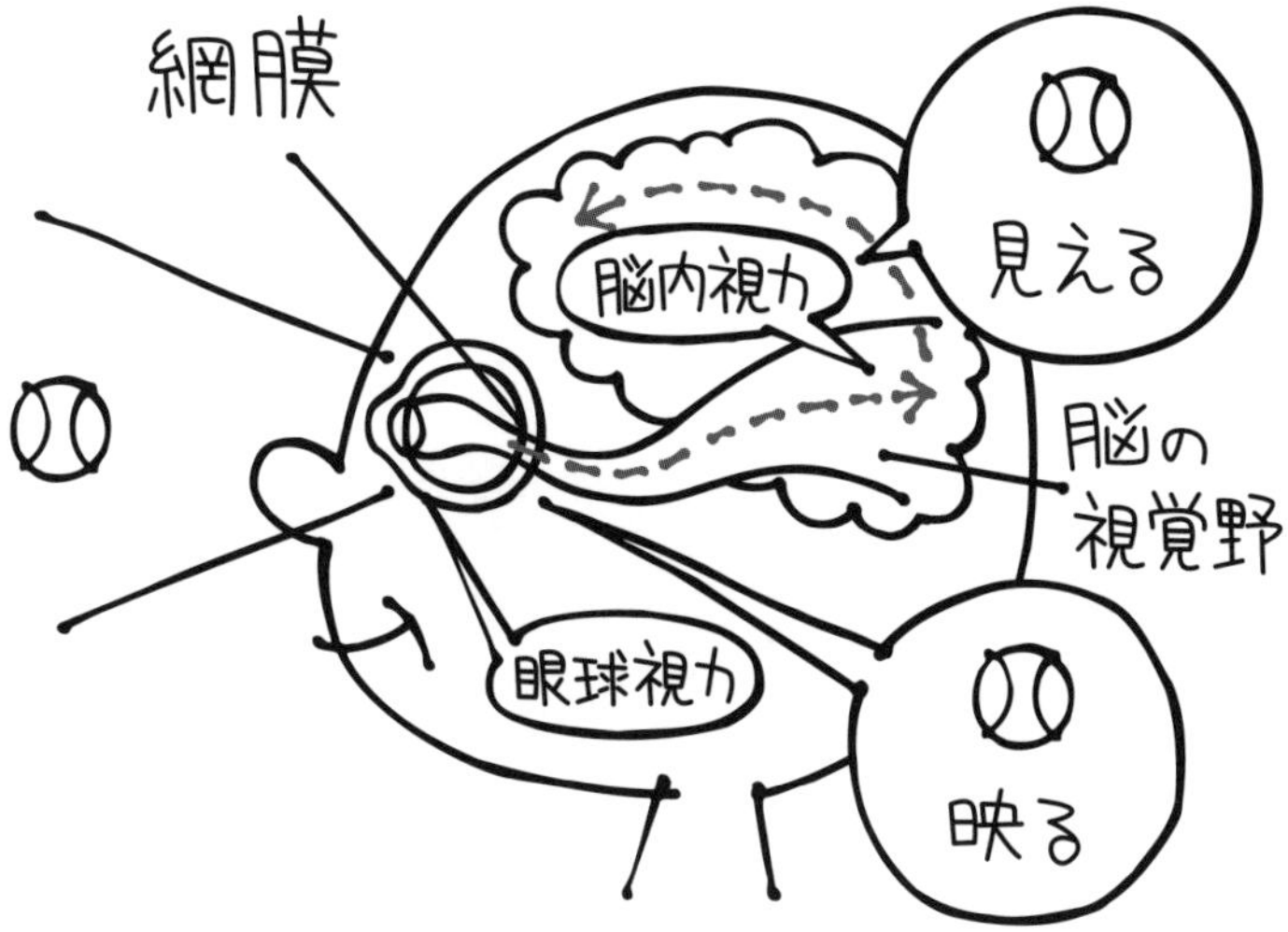

老眼が加速度的に進む理由《ワケ》

とくに、年を重ねて目の機能が衰えると、「ものの見方」が変化します。

「目」で見るより「脳」で見る比率が高まるのです。

これまでの経験から得た記憶や、判断力、理解力、物事の本質を見抜く洞察力などを総動員して「ものを見ている」のです。

したがって、脳が老化すると、てきめんにものが見えにくくなります。老眼が急速に進んだように感じるのはそのせいです。

ですから、**目をいつまでも若々しく保つには、「眼球のトレーニング」と「脳の活性化」。この両輪が必要で、どちらか一方でも欠けては、どんなに努力したとしても効果を得ることはむずかしい**のです。

反対に、目と脳を疲れさせない生活を心がけつつ、さらに脳内視力を伸ばすため

こんな人は「目」よりも「脳」が老化している！

- □ 物忘れが激しくなった
- □ 歩いているときに人やものにぶつかったり、つまずいたりすることが多い
- □ 急な階段を下りるときは手すりにつかまる
- □ 電車に乗っているときに通過する駅名を読めないことが多い
- □ 本や新聞を読んでいても、内容が頭に入りにくい

※多く当てはまる人は、「脳内視力」の低下が疑われます。

の目と脳を鍛えるトレーニングをすれば、老眼は必ず回復できます。

極端な話をすれば、老眼で眼球のピントが合わなくても、脳内視力、すなわち脳のピントを合わせる力を伸ばせばいいのです。

たとえ、ぼんやりとした像が目から脳に送られたとしても、**脳の中の調節機能が働けば、ハッキリと見ることができる**のです。

これが、「中川式ビジョン・セラピー」の重要な理論です。

老眼が回復すれば、行動が変化し、
やがて、人生そのものが変わっていきます。
「中川式ビジョン・セラピー」は、
〝人生セラピー〟でもあるのです。

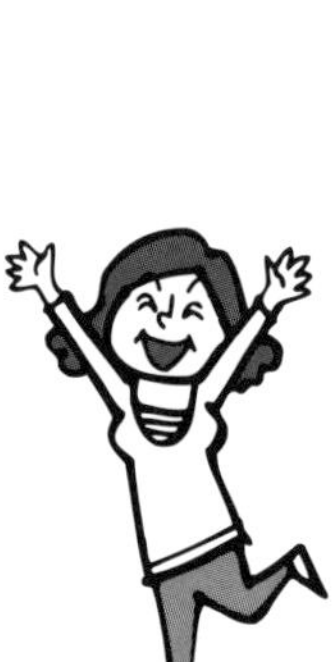

「実年齢より10歳若く！」がかなう最も効果的な方法

「プロローグ」でも述べましたが、老眼は、単なる目の問題だけにとどまりません。私は、**老眼こそが、〝脳の老化の第一歩〟**であると考えています。「老眼」と「脳の老化」はきわめて密接に関係しているのです。

みなさんご存じのように、人は、「視覚」「聴覚」「味覚」「嗅覚」「触覚」といった五感を頼りに、あらゆる情報を得ています。

五感で得られた情報は、すべて脳に電気信号となって送られて、それをもとに私たちは危険を察知したり、考えたり、行動したりしています。

その中でも、情報の8割は「視覚」から得られるといわれるほど、「視覚」はとても重要な役割を担っています。

（ちなみに、私は、目から入る情報量は、現在では、〝9割以上〟と断定して間違いないと思っています。いわゆる「視覚情報過多社会」になっているからです。子どもも大人も目と脳が疲れ果てていることを、日々のカウンセリングで実感しています。）


さきほどもお話ししたとおり、「ものを見る」ということは、目と脳の共同作業です。

少し専門的な話になりますが、目から入った映像は、「網膜」で電気信号となって「視神経（ししんけい）」を通り、脳の「大脳皮質（だいのうひしつ）」の「視覚野（しかくや）」という領野へと伝えられます。

脳がそれを判断、解釈してはじめて、私たちは「ものを見た」ということになるのです。

さらに、こうして私たちが見たものは、記憶となって、脳に蓄積されていきます。

したがって、**目が衰えて脳に入る情報が減れば、脳が十分に使われなくなって、**

目と脳はこんな“連携プレー”をしている！

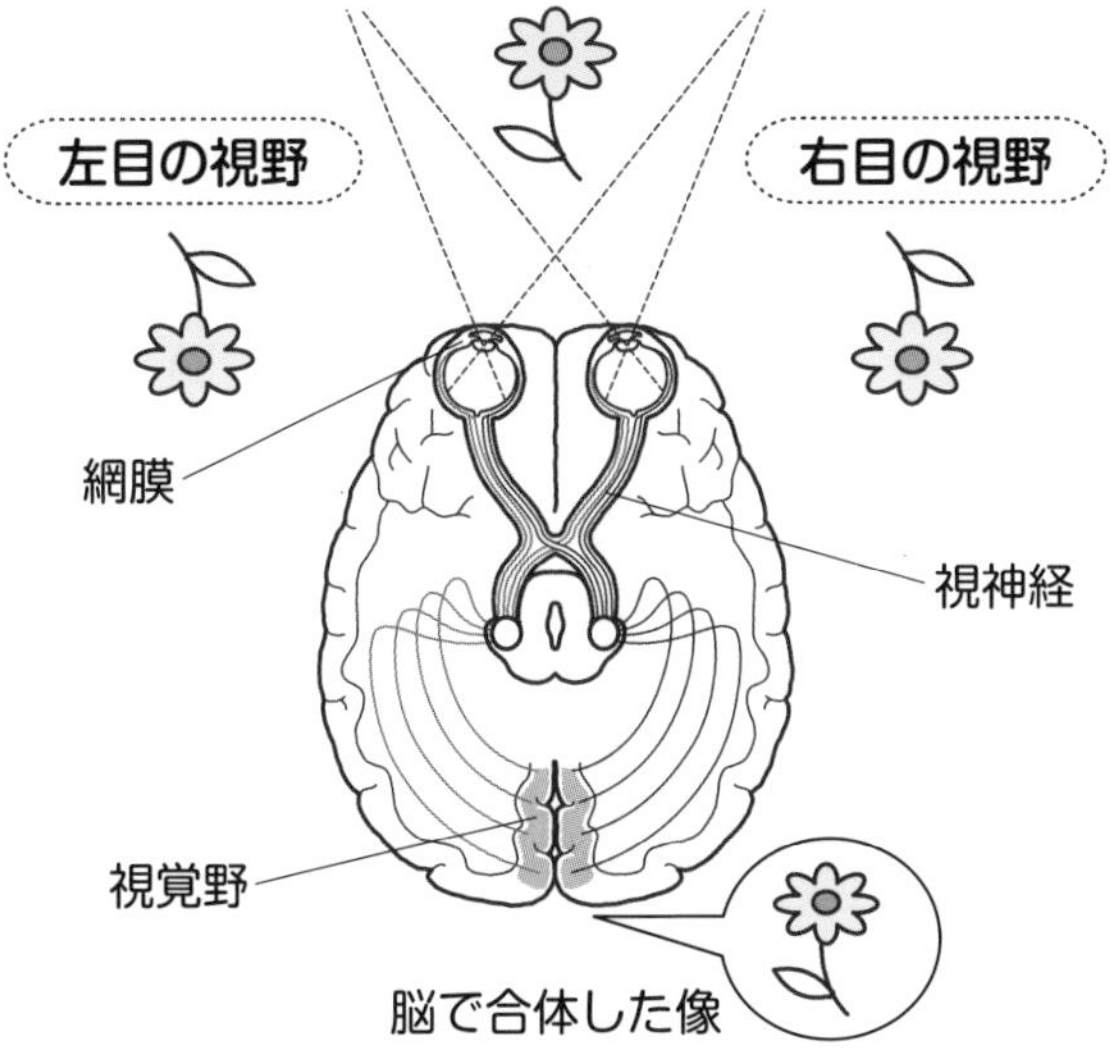

当然、脳も衰えます。

反対に、脳が衰えて処理速度が遅くなれば、目の見る力も衰えます。

つまり、目は脳の一部といえるくらい重要な部位なのです。

あなたの脳は“怠けて”いませんか？

とくに、老眼になると、どうしても文字を読むことが億《おっ》劫《くう》になって、新聞や本やネットの情報から遠ざかってしまいます。それでは、脳には新たな記憶が蓄積されません。

また、**老眼でものが見えづらい人は、「いつ見ても見えない……」という意識が潜在的に蓄積されていき、ものを見るときも何となく見るだけで、しっかり正確に見ることをあきらめてしまいがちです。**

そうすると、目から入った情報が脳に届かず、脳を〝素通り〟してしまいます。「見れども見えず」状態なのです。

目から入った情報がしっかり脳に定着しないのですから、記憶力も当然低下します。

文字を書くのも面倒になると、さらに脳への刺激が少なくなります。

「見えない」というストレスも、よけいに記憶力を低下させ、行動力をも鈍らせます。

こうして老眼によって、脳や心や体、すべてが萎縮《いしゅく》してしまいます。視力の低下にとどまらず、体全体に悪影響をもたらすのです。

昔から、「目は口ほどにモノをいう」といわれるように、目の状態は心（脳）の状態も反映するのです。

目が悪くなって脳の働きが衰えれば、物忘れがひどくなり、やがては認知症を招くおそれがあります。

このように、老眼は回復できないものとあきらめて放置しておくのは、決していいことではありません。

少しでも老眼をよくする手立てを講じることが大切です。

老眼を改善することは、全身の老化防止や認知症の予防にもつながってくるのです。

いかがですか？

Ａさんの腕には力が入っているのでなかなか下がらないと思います。

さあ、今度は、Ａさんに目隠しをして同じことをしてみましょう。

すると、不思議なことに、いとも簡単にＡさんの腕を下げることができます。

ものが見えなくなると、脳が働かなくなり、力が入らなくなるのです。

これは腕力に限りません。力という力がすべて発揮できなくなります。

気力（やる気）、集中力、記憶力、想像力、創造力、理解力、判断力、運動能力などの「脳の力」が一挙に低下するのです。

column やってみましょう！ ——目と脳は“一心同体”

目が悪くなってものが見えなくなると、脳が働かなくなります。

これを実験で証明してみましょう。

まず、ふたりペアになり向かい合って立ちます（Ａさん、Ｂさんとしましょう）。

Ａさんは、こぶしを強く握り、力を入れて腕をまっすぐ前に伸ばしてください。

Ｂさんは、Ａさんのその腕を上から押して、下げてみてください。

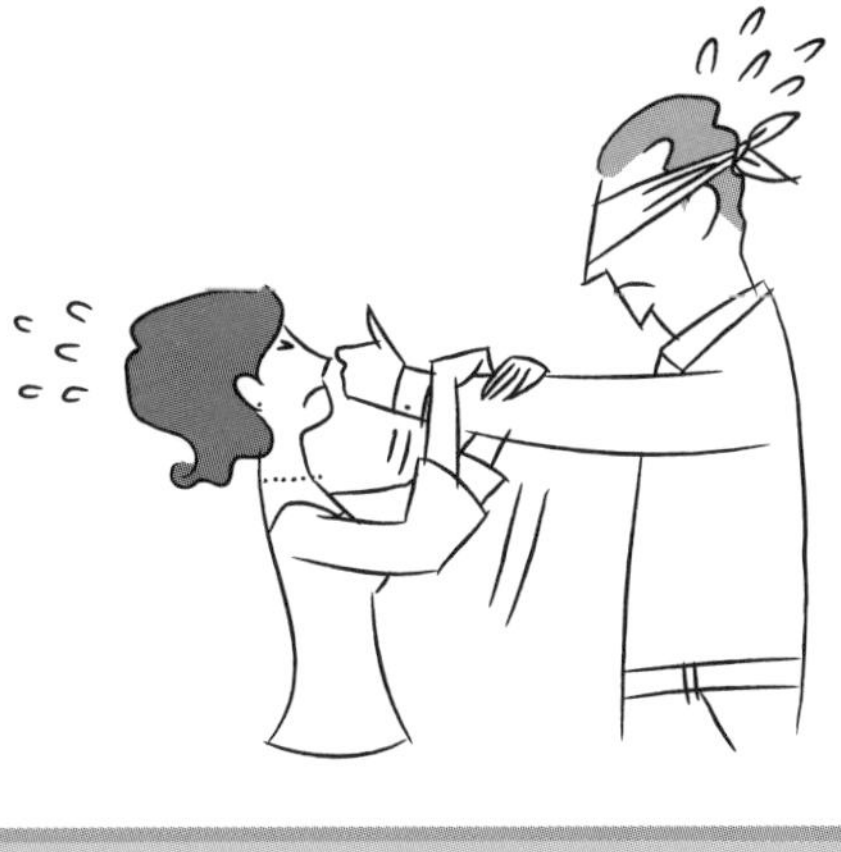

動体視力、周辺視野……

本書では、「総合的な見る力」を鍛えて、

〝100歳まで現役！〟を保証します。

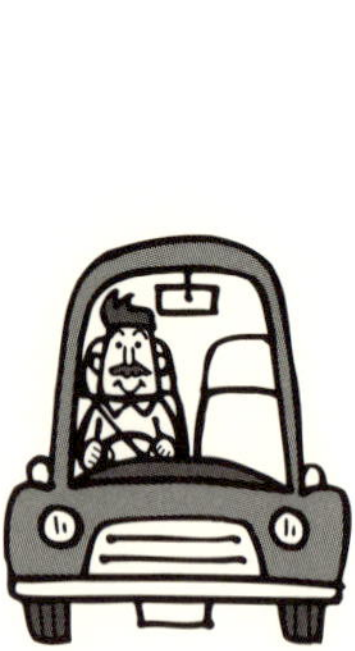

「本当の視力」は、検査ではかれない

「視力検査」と聞くと、健康診断や眼科で受けるあのアルファベットのCの形に似た「ランドルト環」を思い出す人も多いのではないでしょうか？

でも、その検査でわかるのは、「静止視力」。

つまり、**止まっているものを見る力**だけなのです。

しかし、日常生活では、動いているもの、遠くにあるもの、バラバラに広がっているものなど、さまざまなものを見ています。

これらの〝見る能力〟を総合して、「視力」と呼ぶべきだと私は思っています。

老眼鏡をかけて視力（静止視力）が上がればいいという話ではないのです。

ほとんどの人は、年をとるにつれて、**視野が狭くなり、中心に見えるもの以外は判別しにくくなっていきます。**

高齢者がすぐ近くにあるものを探し続けていたり、交通事故にあいやすくなったりするのは、**周辺視野の衰え**が主な原因です。

ある実験では、高齢者の視野は平均で120度、若者は160度と、驚くことに40度もの差があったのです。

まわりが見えなくなると転んだりものにぶつかったりする危険があるだけでなく、その人の考え方や発想自体も〝視野の狭いもの〟になりがちです。

こうしたトラブルをさけるためにも、周辺視野を拡げるトレーニングが必要です。

column やってみましょう！
——自分の周辺視野を調べる

自分の周辺視野を調べるのは、とても簡単です。

①両手を前に伸ばして手の平を合わせ、親指を立てます。

②目は正面を向いたまま、そのまま両手をゆっくり横に開いていきます。
ぼんやりとではなく、“親指であること”をちゃんと認識できる場所で止めてください。

③正面からここまでが、あなたの“視野の幅”です。
つまり、この範囲をはずれてしまうと、「あれども見えず」状態になってしまうのです。

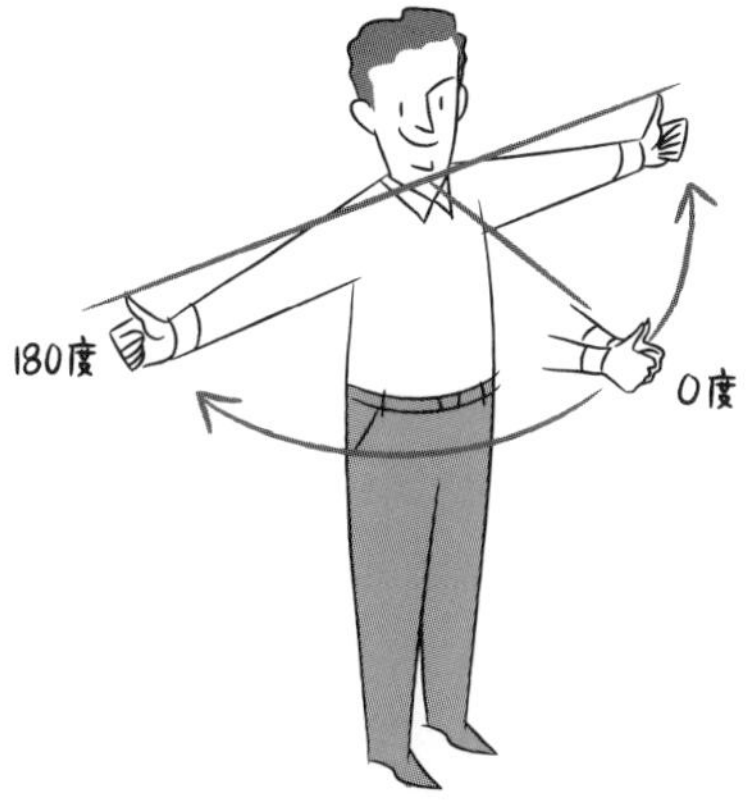

180度手を広げた状態で親指がハッキリ見えた人は、大合格。合格の最低ラインは120度です。90度以下の人は、積極的に周辺視野拡大のエクササイズを行なう必要があるでしょう。→100ページ

「中川式ビジョン・セラピー」は〝目の総合力〟を高めます！

では、ここで「静止視力」以外の主な目の機能を、いくつかあげておきましょう。

1 距離を正しく測る能力（深視力・しんしりょく）

たとえば10メートル先のものを、遠く感じたり、近く感じたり、人によってその感覚は違います。

近くばかりを見る傾向がある私たちにとって、意外と正確な距離を把握するのはむずかしいものです。視力が落ちると、この距離感がつかめなくなっていくのです。このような能力の程度は視力検査表では当然、わかりません。

② 動いているものを素早くとらえる能力（動体視力・どうたいしりょく）

たとえば、電車に乗っているときに、通過する駅の駅名が読み取れる人もいれば、わからないまま通り過ぎてしまう人もいます。

日常生活はもちろん、スポーツの上達には、この動体視力が大きく関係してきます。

③ 周囲の状況を広範囲でとらえる能力（周辺視野力・しゅうへんしやりょく）

視野の中に入ったものを、どれだけ把握できるか、という能力です。

私たちは、一度にたくさんのものを見ているような気がしていますが、じつは、意識しているもの1点だけしか見えていないことが多いのです。

たとえば、車を運転する際、周辺視野が広いほどまわりの確認が可能になり、事故を起こす率も低くなるといえます。

4 視界にある多くのものを瞬時に見分ける能力（瞬間視力・しゅんかんしりょく）

スポーツをするときやものを記憶するときには、欠くことのできない視力です。

5 明るい所、暗い所に順応する能力（コントラスト感度）

明るい部屋から薄暗い部屋に入ったとき、周囲のものがきちんと見えるようになるまでに時間がかかる人とかからない人がいます。

目が老化すると、視神経の数が減り、網膜感度が低下して、明暗の順応に時間がかかるようになります。

6 近くのものを正確に見る能力（近見視力・きんけんしりょく）

遠くは見えていても、手元など、近くがよく見えない人がいます。

5メートル先のものを見る視力がたとえ1・2であったとしても、30センチの距離がよく見えているとは限らないのです。

黒板の文字はちゃんと見えていても、手元の教科書が見えづらく、勉強に集中できていないという子どもが増えており、最近問題になっています。

いかがですか？

目の主な機能を簡単にご説明しましたが、このように、〝本当の視力〟とは、さまざまな要素が合わさった「総合的な目の能力」のことだとご理解いただけたと思います。

「中川式ビジョン・セラピー」では、「静止視力」だけでなく、このような他の能力も総合的に高めていきます。

column やってみましょう！
——「瞬間視力」はどれくらい？

今から並べる数字を１秒で覚えてください。

15368782964510

「瞬間視力のトレーニング」は、一瞬で目から脳に情報を届ける練習です。また、記憶力の訓練にもなります。

あくまでも、裸眼で行なってください。

それがあなたの実力です。

プロ野球の審判員は、
老眼にならない!?
その理由は……

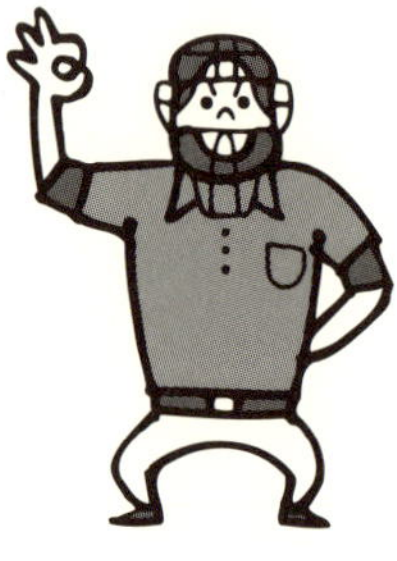

あなたは、すぐに「寄り目」ができますか？

69ページの図を見てください。目の周辺の断面図です。

プロ野球の審判員は老眼にならないといわれています。あれだけ目をきょろきょろさせてジャッジしているので、眼球を支える筋肉が鍛えられているのです。

目を寄せたり離したり、上下左右、スピーディーに目を動かす——。この自由な動きを可能にしているのが「**外眼筋**（がいがんきん）」です。


外眼筋はひとつの眼球に6本ほどあります。

直筋が4本。斜筋が2本です。

もちろんこの6本の筋肉はそれぞれ単独に働くのではなく、協力して滑《なめ》らかに眼球を動かすようにしているのです。

最近、老眼回復のカウンセリングをしていて目立つ一番の特徴は、約半数の人の目の運動能力がないことです。

目がまったくといっていいほど、動きません。

とくに、目を寄せたり離したりすることがほとんどできません。

私たちが近くを見るときには、

①目を寄せる（輻輳・ふくそう＝対象物をとらえるために目を少し内側に寄せること。いわゆる寄り目）

②ピントを合わせる（調節）

このふたつの動作が必要になります。ところが、この力も衰えてくるのです。

目の周辺の断面図

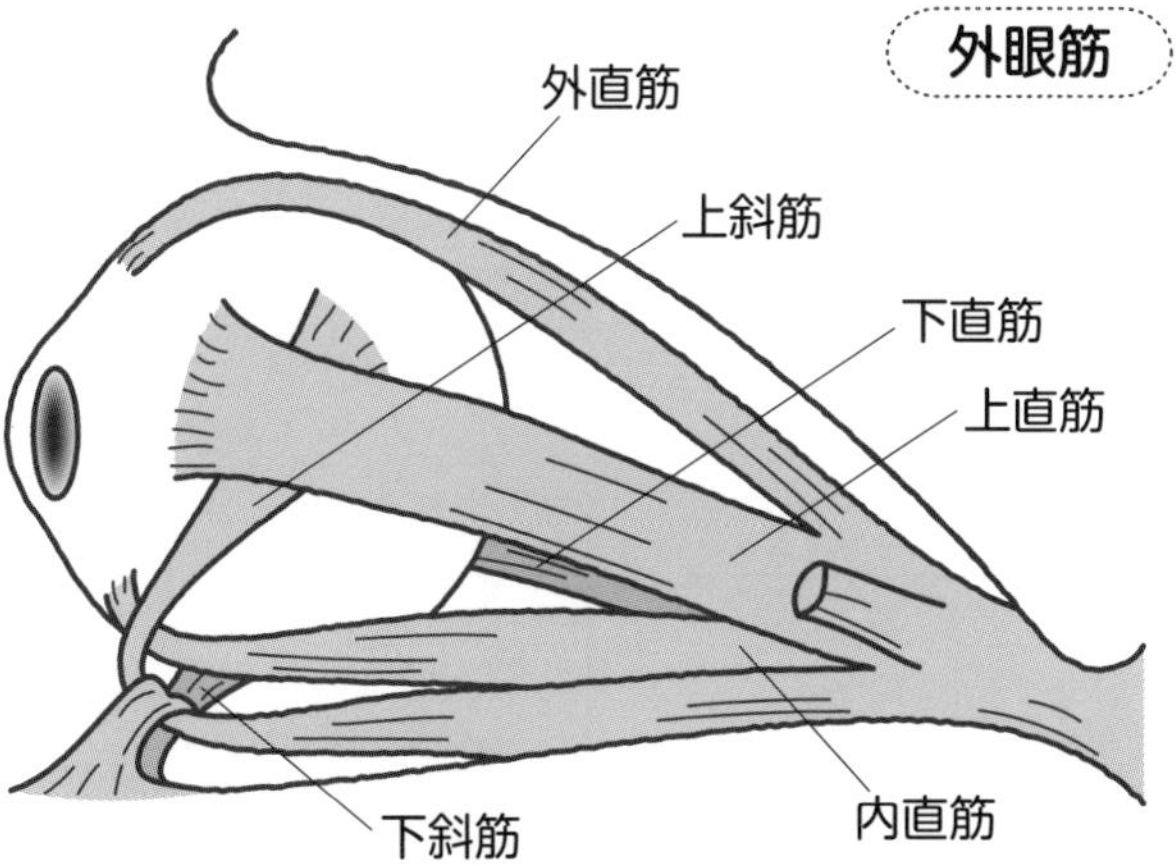

目を寄せるときは「外眼筋」を使い、調節するときは「毛様体筋」を使うのですが、いずれも、年齢とともに体の筋肉が硬くなるのと同じように、目の筋肉が硬くなり、思い通りに動かなくなっていきます。

また、そのバランスも崩れているのです。

もちろん、「中川式ビジョン・セラピー」では、外眼筋の働きを活発にさせるエクササイズがたくさんあります。巻頭の3Dイラストもそのひとつです。

ここまで読んでいただいて、「中川式ビジョン・セラピー」の理論のポイントは、わかっていただけたと思います。

さあ、それでは、実際にトレーニングをやってみましょう！

準備はいいですか？

このページをめくった瞬間から、

あなたの視力はどんどんよくなっていきますよ！

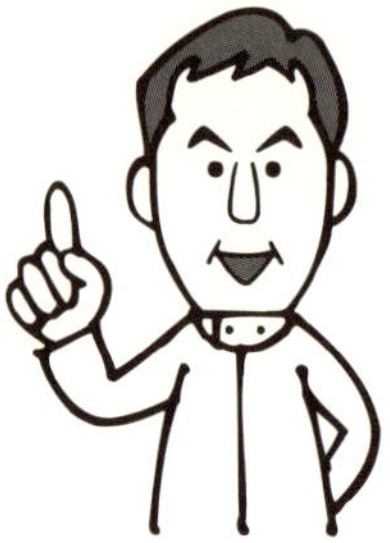

2章

〈実践!〉老眼を止めて、頭の回転を驚くほど速くする「驚異の視力回復プログラム」

今、この瞬間から、あなたの目はみるみるよくなっていく！

では、早速トレーニングを開始しましょう！

ここにあるトレーニングは、1日15分程度で、十分その効果を発揮するものです。朝5分、昼休みに5分、夜寝る前に5分と分けてもいいでしょう。

では、具体的に「中川式ビジョン・セラピー」での〝老眼・老脳回復プログラム〟をご紹介しましょう。

STEP 1

脳からストレスを取り除く

目はストレスの影響を大きく受けます。「中川式ビジョン・セラピー」では、**まずストレスを解消するために、脳や目、全身をリラックスさせるエクササイズからはじめます。**

これだけでも目の機能をかなり回復させることができるのです。

STEP 2

「眼筋」のストレッチ

つぎに、目の筋肉をストレッチしてゆるめます。

私から言わせていただければ、ほとんどの人の目は深刻な、〝運動不足〟です。

ですから、**トレーニングに入る前に〝準備運動〟が必要です。**

素早くいろいろな方向へ動かすことで、眼筋をストレッチしましょう。

眼球のコントロール力も高まり、目の血流が促進されて疲れ目もスッキリ改善します。

STEP 3

「老眼視力回復」エクササイズ

いよいよ、視力そのものを高めるエクササイズに入ります。**焦点調節力を高めたり、視野を広げたりするエクササイズ**です。

ゲーム感覚で楽しみながらできるものばかりですが、その効果は絶大です。

これらのエクササイズで、5分以内であなたの視力は今の2倍以上クリアになること間違いなし！　です。

STEP 4

脳を活性化して、「脳内視力」を高める

最後に、脳の活性化を図ります。

目から入った情報を、脳で素早く正確に処理する能力を高めます。

このように、さまざまな側面から、**「眼球視力」と「脳内視力」を同時に鍛える**

ことができるよう、考えてあります。

ちなみに、STEP1〜4は、独立したトレーニングではありません。それぞれが巧妙にかかわり合って、目の機能のアップ、老眼回復につながっていくのです。

STEP1〜4から1つ以上トレーニングを選んで、あなたに合ったメニューをつくってみましょう。

目安は1日15分。

一番大切なことは、根気よく続けることです。

忙しい日は、どれかひとつでもいいのです。

また、5分だけと決めてやってみるのもいいかもしれません。

そうやって工夫しながら、毎日の習慣として、ぜひ実行してみてください。

そうすることで、効果は驚くほど上がります。

STEP 1 脳からストレスを取り除く

心身、目、すべてをリラックスさせるためのエクササイズです

◇ビジョン・ブリージング……1分

〝ブリージング〟とは、呼吸法です。

呼吸と心は密接なつながりがあります。ゆっくりと呼吸すれば、心もゆっくりと静まっていきます。

その他の効果

・自律神経のバランスを整える
・ホルモン分泌の正常化を図る
・血液を通じて全身に酸素の補給をする
・眼筋を含め、全身の筋肉の緊張を解く
・自然治癒力を高める

脳からストレスを消す法

1分

ビジョン・ブリージング

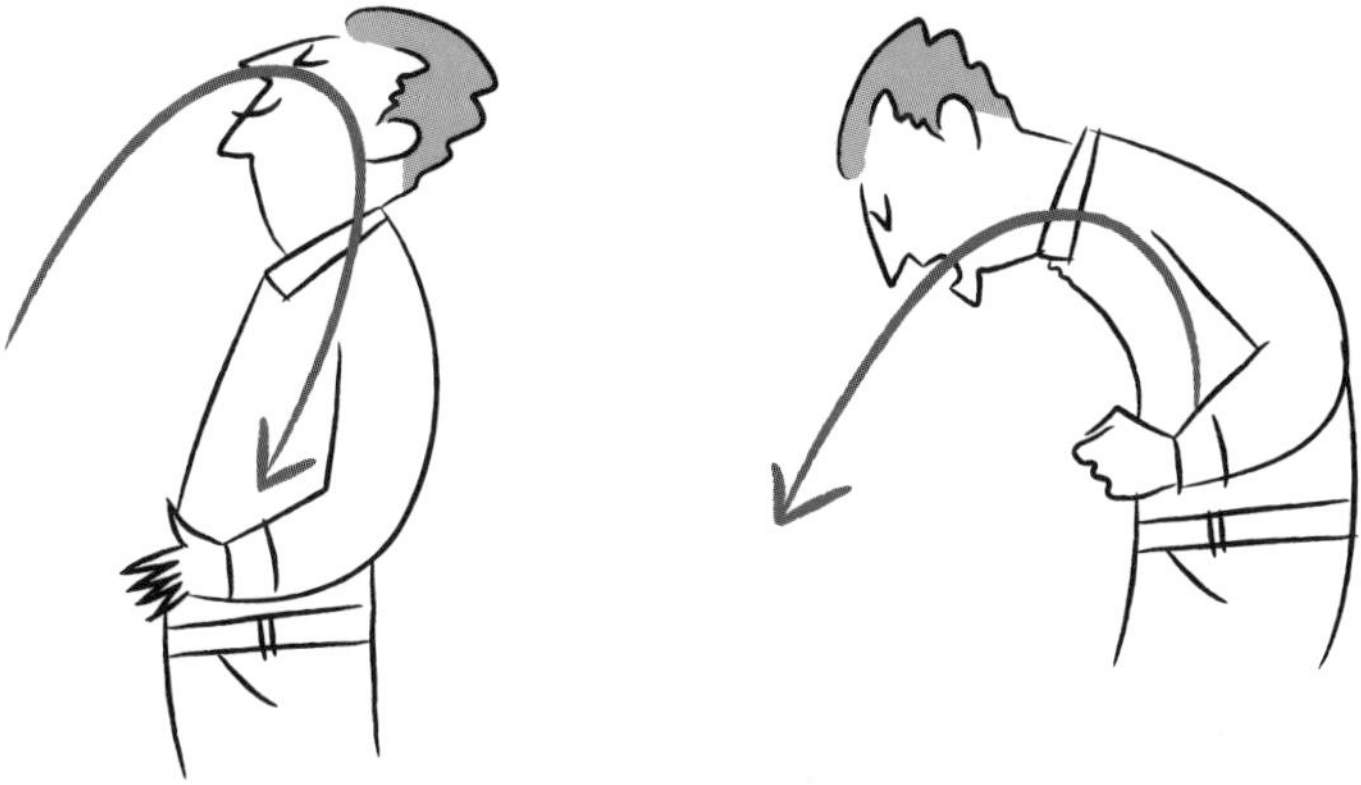

1 鼻からゆっくり息を吸い、お腹をふくらませながら上半身を後ろに倒します。
このとき新しい血液が目に運ばれることをイメージしてください。

2 口からゆっくり息を吐き、上半身を前に倒します。
このとき細く長い息で行ないます。

＊呼吸はできるだけ滑らかにして、肩に力を入れないように注意しましょう。
上半身を前後に動かすときは、背筋を伸ばした状態で行なってください。ただし、決して力まないように注意しましょう。

STEP 2

「眼筋」のストレッチ

全身をリラックスさせた後は、こり固まった「眼筋」をほぐすエクササイズです。

眼筋を気持ちよーく伸ばして、柔軟性を取り戻します。

また、目の筋肉を意識的に動かすことで、血液の循環がよくなり、血流障害が解消されます。眼底の強化にもなり、網膜剝離の予防になります。

まずは、この準備運動をやって、目の筋肉を十分にあたためため、血流をよくしてから、次のトレーニングに進みましょう。

◇クロージング・オープニング法……1分
◇シフティング……1分

◇数字の視点移動……1分
◇ビジョン・マッサージ……1分

どのトレーニングにも共通する基本は、リラックスして、背筋を伸ばし、肩の力を抜くこと。呼吸はゆったりと、吸う時間よりも吐く時間を長くするようにゆっくりと吐き出します。

さあ、はじめましょう！

その他の効果

・視野の拡大
・視点移動がスムーズになる
・眼筋のバランスがよくなる
・目の疲れを取り除く

眼筋ストレッチ①

1分

クロージング・オープニング法

6 目を大きく見開いて
パッと右を見る。

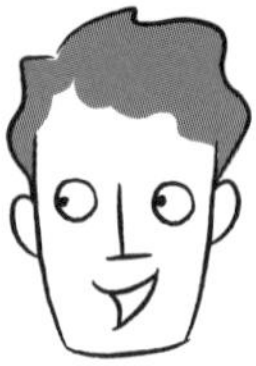

7 まぶたをギューと閉じて
しぼりこむ。

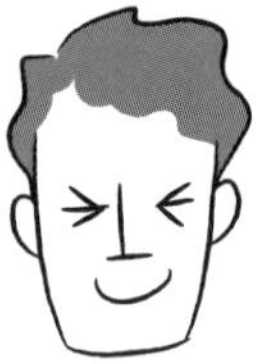

8 目を大きく見開いて
パッと左を見る。

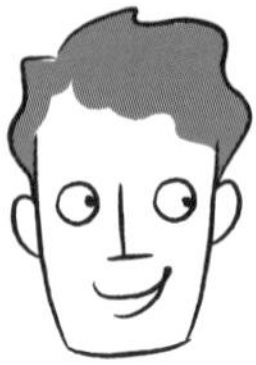

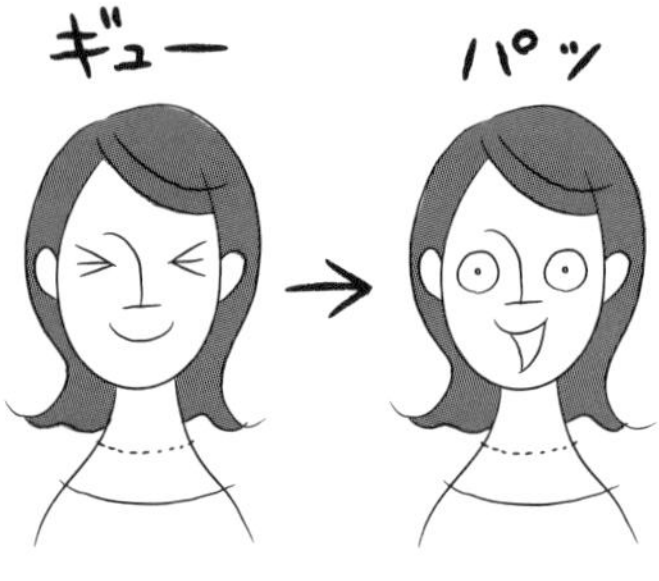

＊これを2セット。このとき頭を動かさないように注意しましょう。また、顔や肩に力を入れないように。リラックスして行ないましょう。

1 まぶたをギューと閉じて
しぼりこむ。

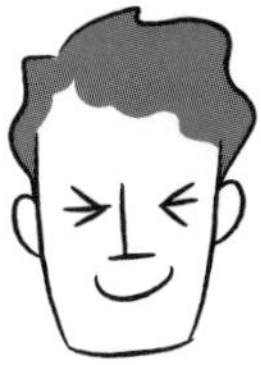

2 目を大きく見開いて
パッと上を見る。

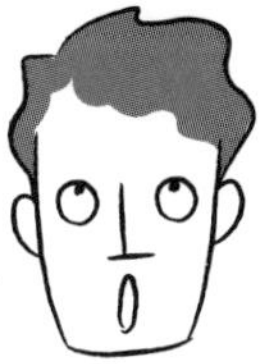

3 まぶたをギューと閉じて
しぼりこむ。

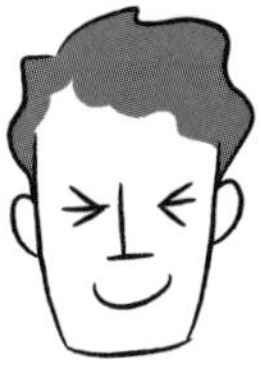

4 目を大きく見開いて
パッと下を見る。

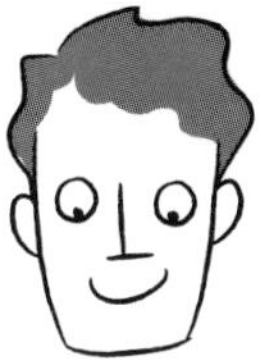

5 まぶたをギューと閉じて
しぼりこむ。

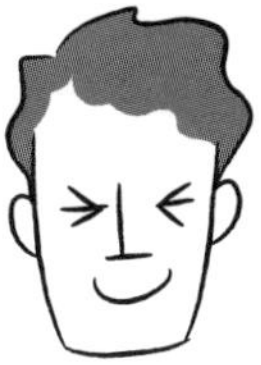

1分

眼筋ストレッチ②

シフティング

ギザギザの線を目で追いかけるトレーニングです。正面、右横、左横、上、下といろいろな角度でやってみましょう。顔を動かさず、目だけを動かします。

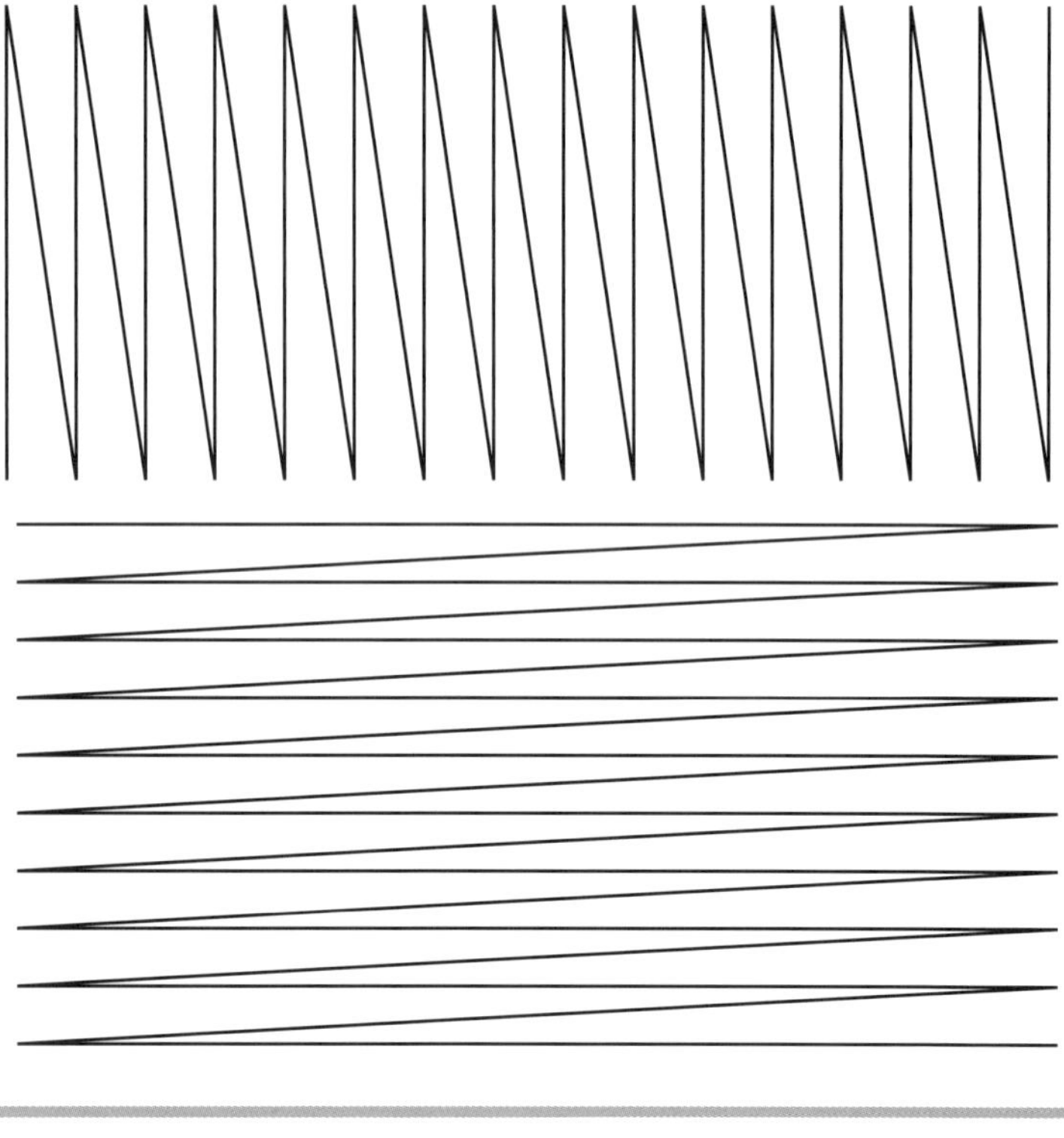

1分

眼筋ストレッチ③

数字の視点移動

数字を目で追っていくトレーニングです。1から順番に、またその逆から、奇数だけ、偶数だけ。また、顔の位置は正面だけでなく、上、下、右、左といろいろやってみましょう。

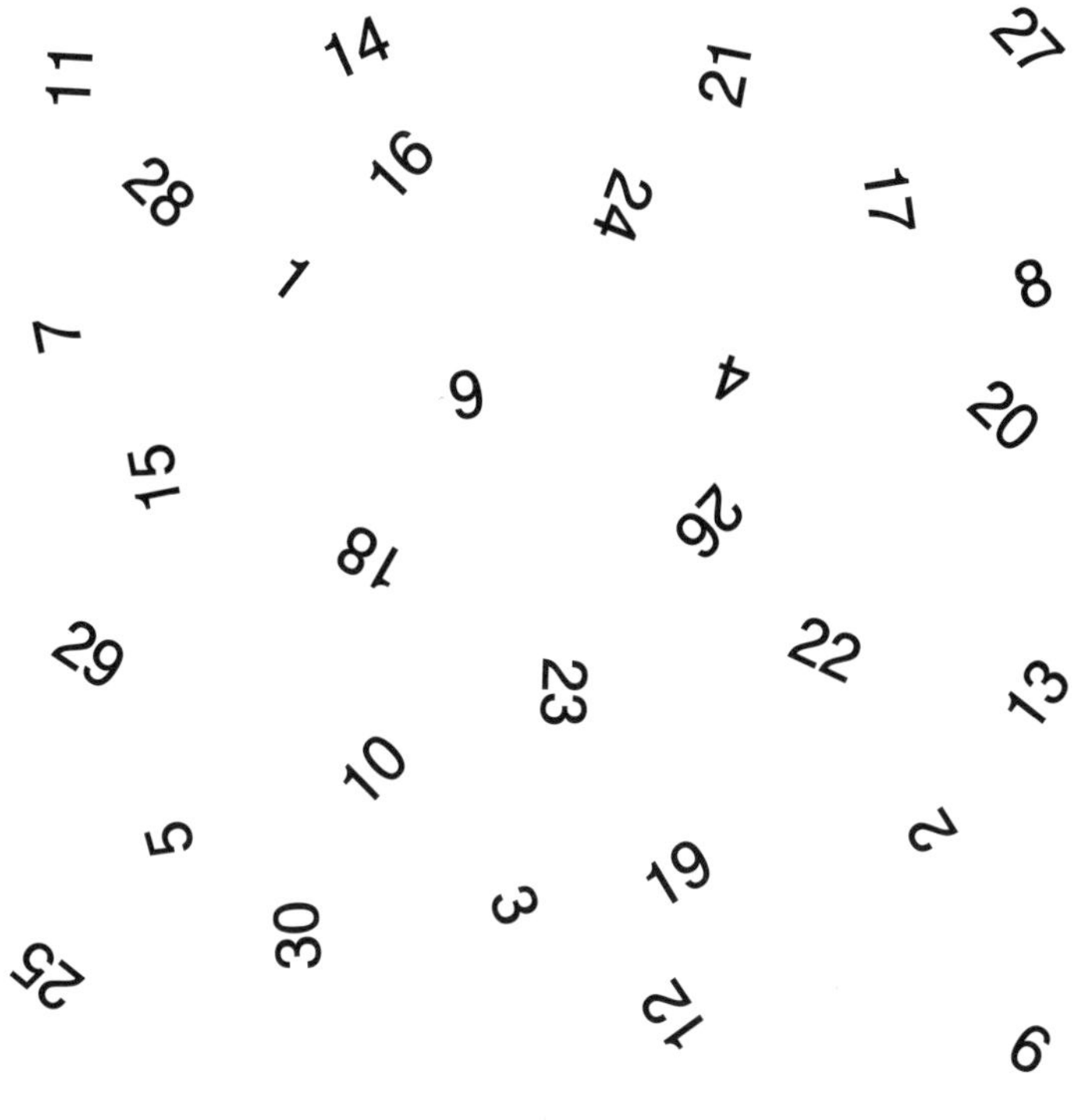

ツボ刺激で、血行をよくする

1分

ビジョン・マッサージ

5 同様に眉の真ん中、こめかみも親指で刺激します。

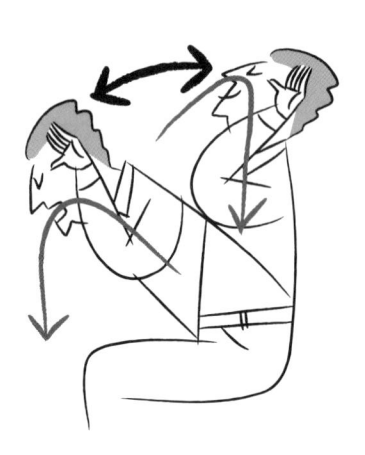

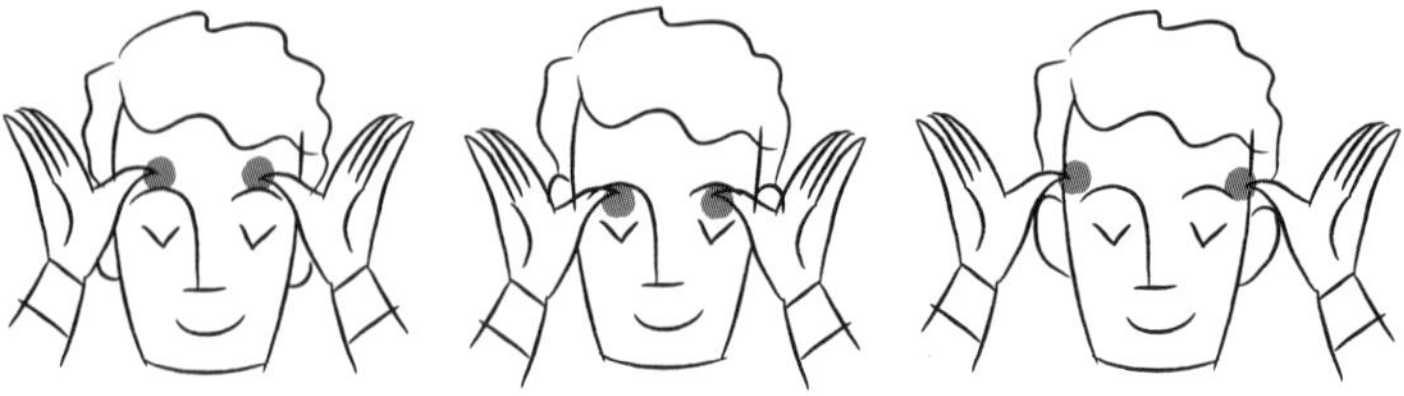

＊これを2セット繰り返します。

1 深く息を吸い込みながら、親指を眼球の上の骨、目頭付近に押しあてます。

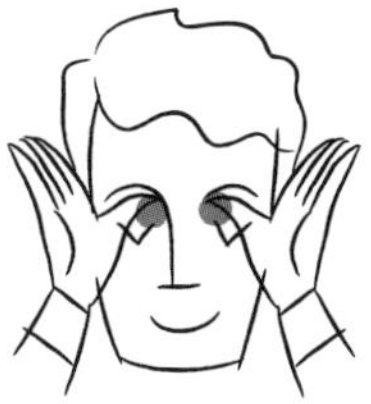

2 頭の重みを親指にグッと乗せるような感じで、息を口から吐き出しながら、前傾していきます。

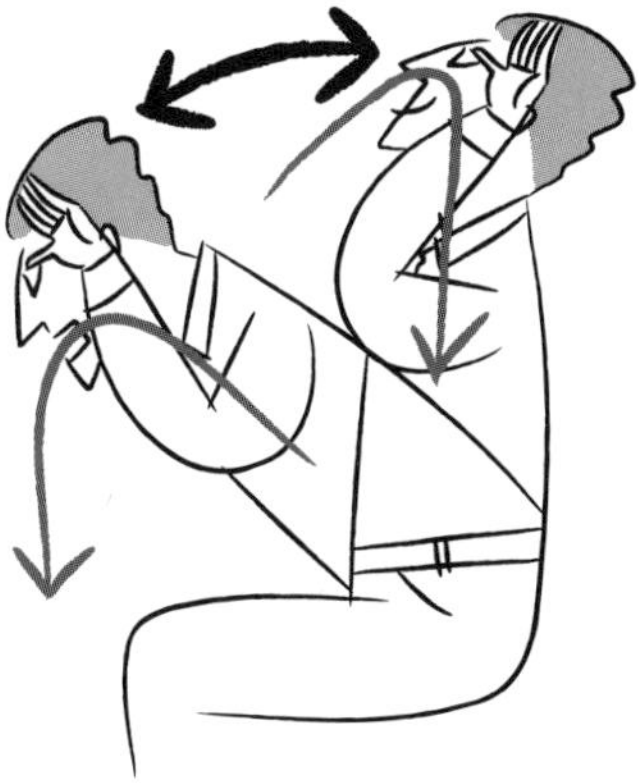

3 息を吐ききったら、ゆっくりと頭を上げます。

4 まぶたの下側のくぼみに人差し指、中指の2本を当てて深く息を吸い込み、同じ要領で頭を前に倒しながら、息を吐き出します。

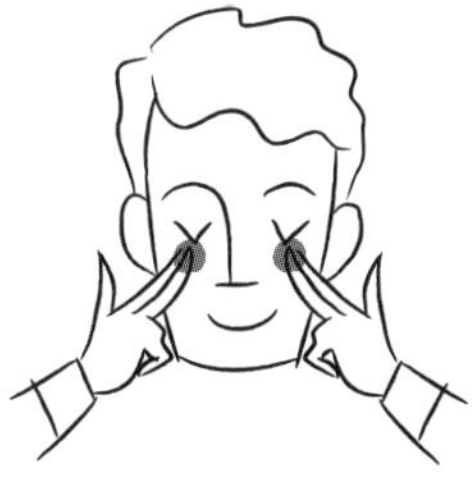

STEP 3

「老眼視力回復」エクササイズ

老眼になると、4つの大きな特徴が現われます。

①焦点調節力が衰えてピントが合いにくくなる
②寄り目（輻輳）ができなくなって、両目を上手に使えなくなる
③眼球のコントロール力がなくなって、動体視力が低下する
④視野が狭くなる

それぞれの力を強化するトレーニングをしていきましょう！

＊ピントが1秒でパッと合う
――「焦点調節力」をアップする法

パソコンのモニターなど、近くのある1点を長時間見続けることが多い私たちの生活では、自然と「焦点調節力」も低下しています。とくに、老眼になると、**「毛様体筋」が硬くなり、ピント合わせの調整力が落ちていきます。**

短時間に、しかも正確に見たいものにピントを合わせるだけでなく、見る対象物に合わせた焦点を、そのまま維持し続ける力も必要です。

トレーニングを行なうと、すぐに焦点がピタリと合うようになりますので、フラストレーションもなくなります。

◇**スピード遠近法……3分**
◇**平面遠近法……1分**
◇**イメージ近法……1分**

焦点調節力アップ法①

3分

スピード遠近法

1 壁のカレンダー（なければポスターなどでもＯＫ）から４メートルくらい離れたところにイスを置いて座ります。

2 手元から40～50センチくらい離して新聞（あるいは雑誌や本など）をもってください。

3 遠くの文字と近くの文字を交互に見ていきます。最初はゆっくりと。次第にスピードアップしましょう。

＊遠くと近く、それぞれきちんとピントを合わせることが大切です。できるようになったら、手元の対象物は徐々に距離を縮めましょう。近くはメガネをかけなければ見えない場合は、メガネをかけて練習しましょう。

遠くの対象物と、近くの対象物を交互に見るトレーニングです。

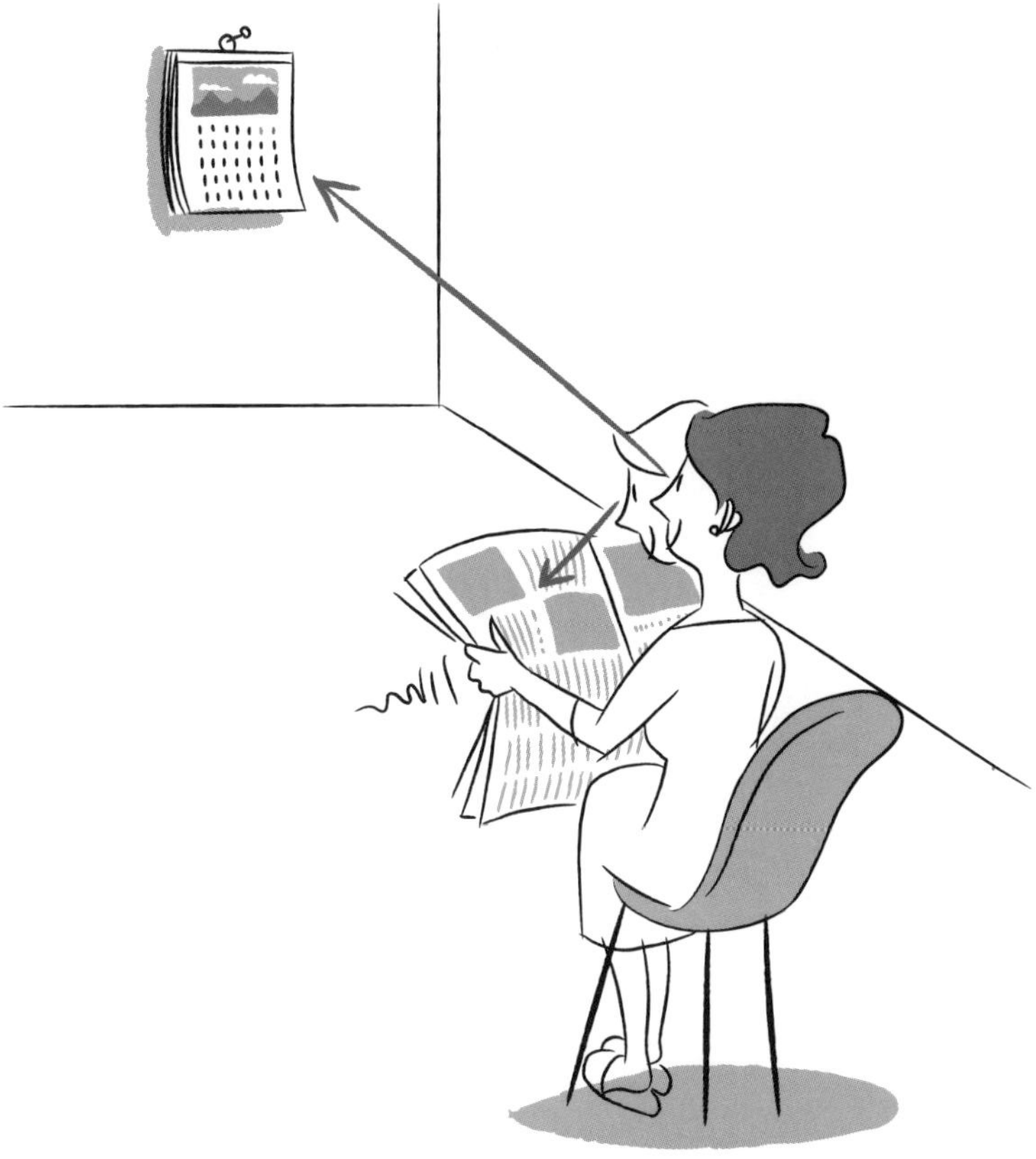

焦点調節力アップ法②

1分

平面遠近法

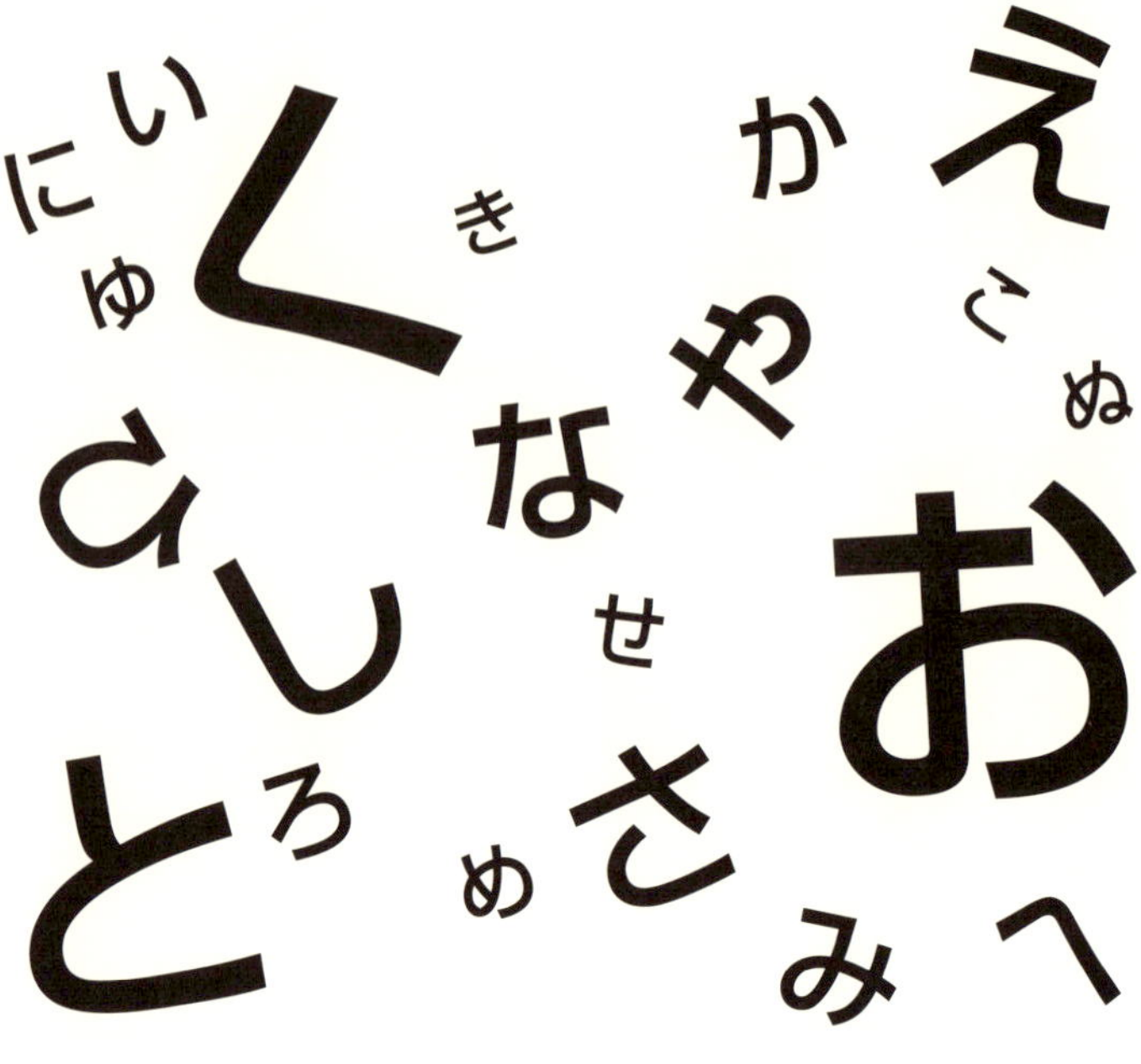

大きな字、小さな字を次々に見ていくトレーニングです。

人間の脳は、大きな字は近くにあると錯覚します。逆に小さな字は遠くにあるものと錯覚します。この錯覚を利用し、平面上で遠近法を行ないます。

このトレーニングは、脳を直接刺激し、距離感を強化していきます。

あいうえお順に文字を追っていきましょう。あるいはその逆、またはアトランダムに文字を追いましょう。

あ ろ て れ ね
た る は も つ
ま ら ふ
ち そ ほ け
よ の う す む

焦点調節力アップ法③

1分

イメージ近法

1 近くの本、新聞などの1文字に焦点を3秒間合わせます。

2 次に、3秒間目を閉じます。
目を閉じている間は、文字に焦点を合わせ続けることを意識しましょう。

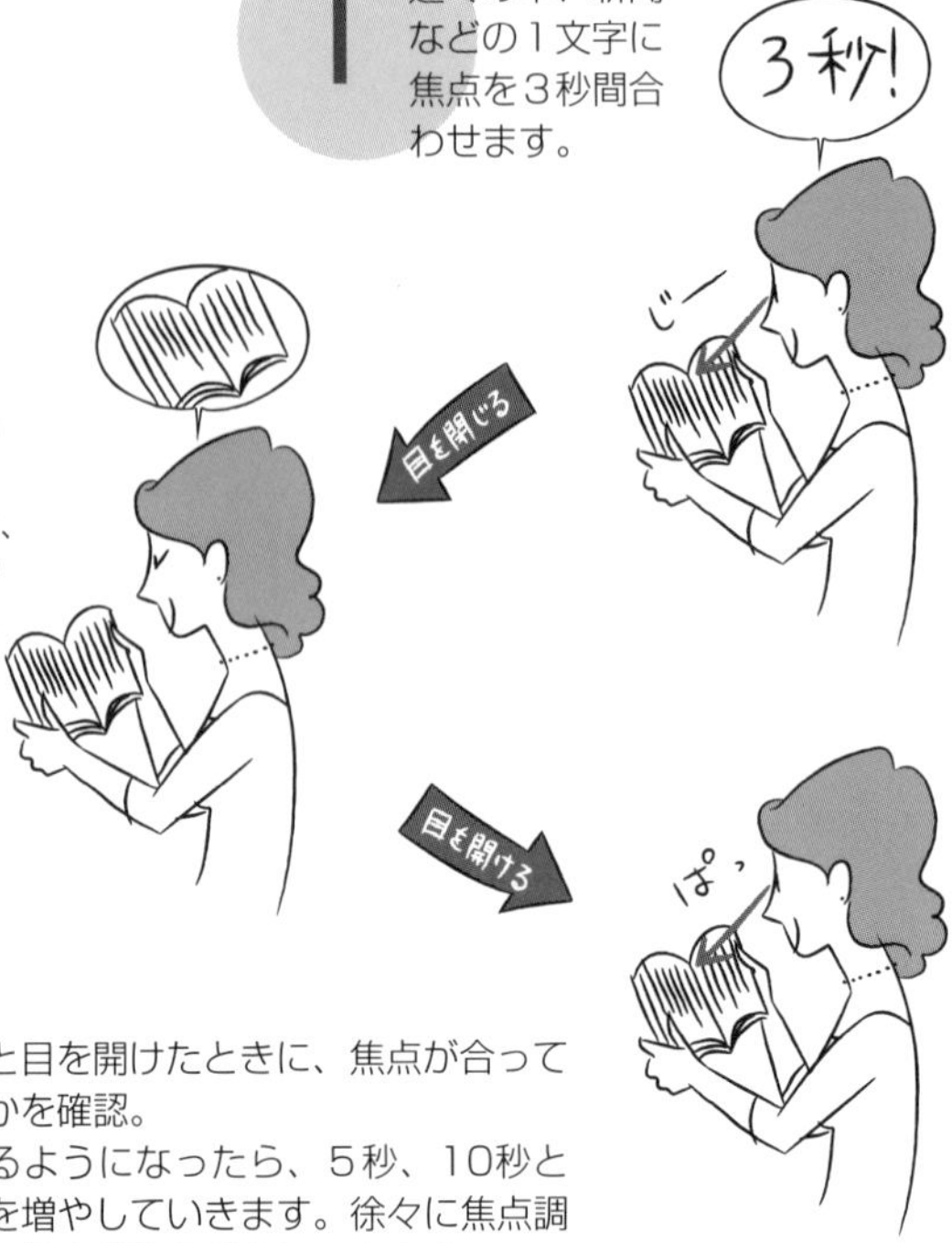

3 パッと目を開けたときに、焦点が合っているかを確認。
できるようになったら、5秒、10秒と時間を増やしていきます。徐々に焦点調節力、焦点維持力が身につきます。

＊これは、記憶力のトレーニングにもなり、「物忘れ」の改善に効果があります。

*疲れない目をつくる――「輻輳力《ふくそうりょく》」アップ！　寄り目の練習

目を寄せるときは、外眼筋を使いますが、年齢とともに外眼筋が硬くなり、思い通りに動かなくなっていきます。また、そのバランスも崩れやすくなります。

はじめは、疲れない程度にやりましょう。1分も行なえば、十分です。

目が寄ったかどうかは、自分ではわかりにくいので、他の人にチェックしてもらうといいでしょう。

両目の使い方が上手でない人は、どちらかの動きが遅かったり、あるいはまったく動かない場合もあります。ただし、そのような人でも、このエクササイズを続けていけば、バランスはよくなっていきます！

◇この指とまれ！……1分

輻輳力アップ法

1分

この指とまれ！

3 息を吸いながら、指を寄せていきます。このとき、指先が1本に見えることが大切。2本に見えるなら、その時点から、目が寄らなくなっています。2本になったら、いったんやめて、最初からやり直します。

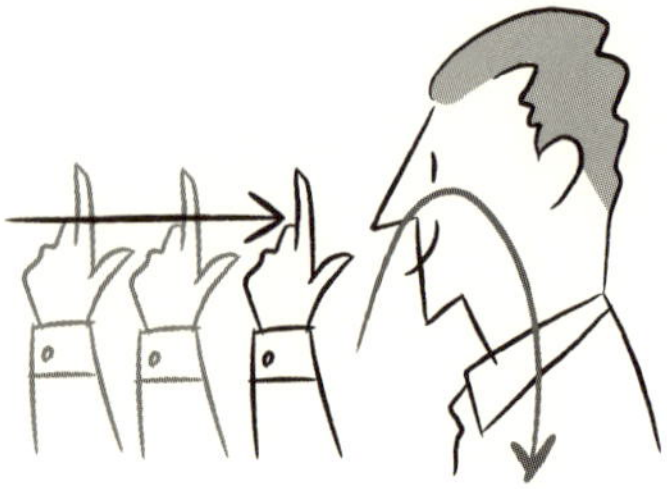

4 目の前、5センチくらいまでがんばってみましょう。

5 息を吐きながら、指をゆっくり離していきます。
できるようになったら、指を近づけるスピードを変えながらやってみましょう。

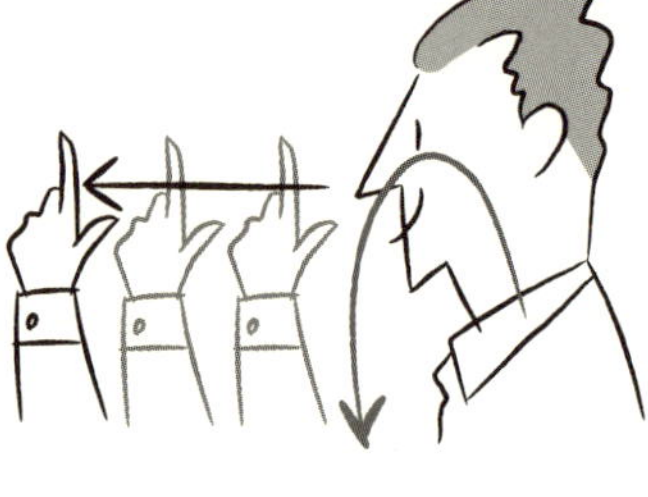

1 顔の正面、30センチのところに、人差し指を立てます。このとき、人差し指は右目と左目のちょうど真ん中にくるようにします。

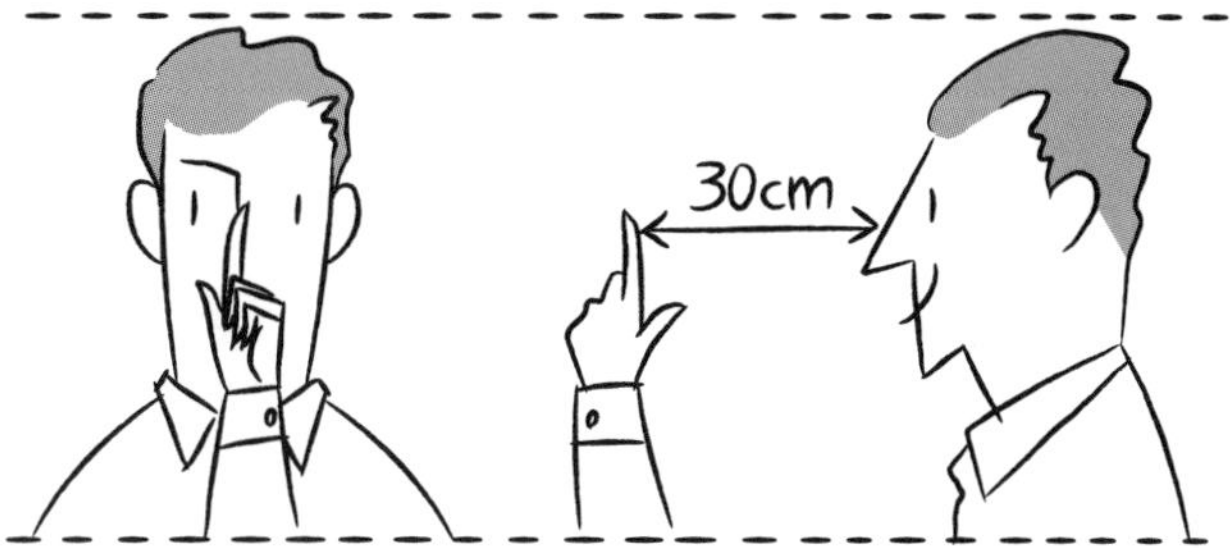

2 指先を両目で見つめます。

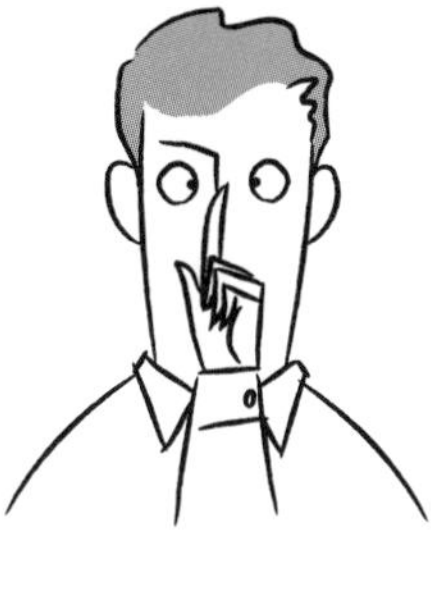

*眼球の動きがスムーズに！――「動体視力」を鍛える

人は動いているものより、止まっているものを見ている時間のほうが長いので、加齢とともに、目はスピードについていけなくなります。

スピーディーに視点を移動させる訓練で、動体視力を鍛えましょう。

◇スピードシフティング……2分

動体視力アップ法

2分

スピードシフティング

1 顔をまっすぐ正面に向けたまま動かさないようにし、親指を目の前30センチのところに立てます。

2 親指を上下50センチの幅で動かして、その動きを目で追いましょう。次第にそのスピードを上げていき、できるだけ速いスピードでもついていけるようにします(20回)。

3 次に真横で同じ指の動きをします(20回)。今度は右上から左下にかけて、最後に左上から右下にかけて同じことをします。これを朝晩2分間。必ずスピードについていく目ができます。

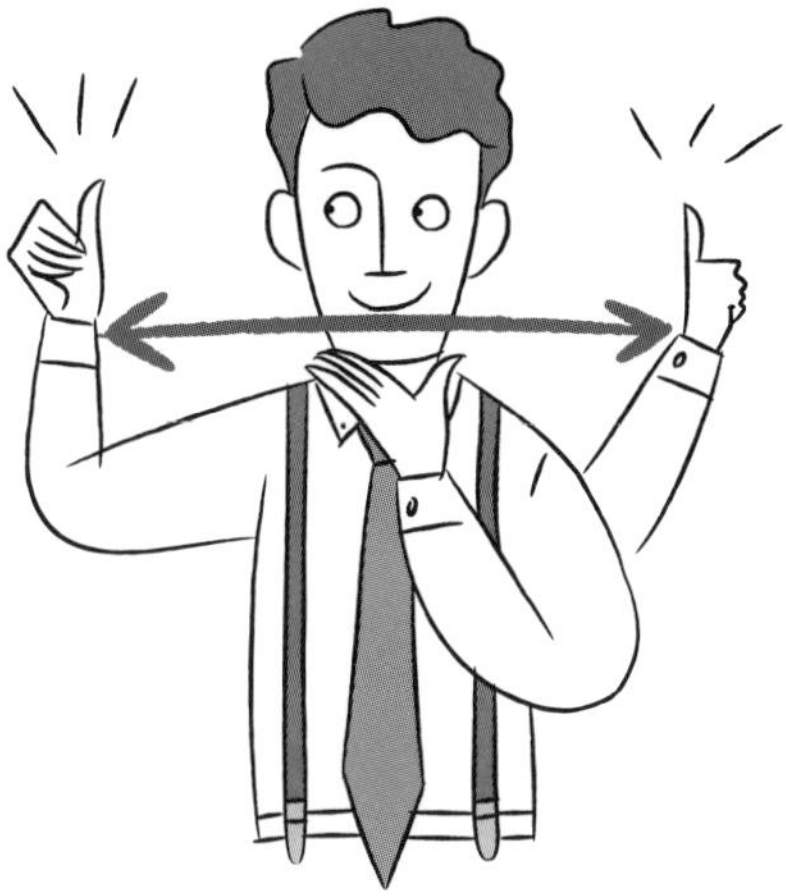

*目からの情報量が増える――「周辺視野」を拡げる法

老眼になると、視野が狭くなってきます。

さらに、ストレスなどによって、脳の処理能力が弱まると、中心以外の周辺に意識が向かなくなり、ますます視野が狭まります。

まずは、59ページで現在の視野の限界を知り、そこから少しずつ視野を拡げていくトレーニングを行ないましょう。

◇10円玉投げエクササイズ……1分
◇□○△エクササイズ……1分

周辺視野拡大法①

1分

10円玉投げエクササイズ

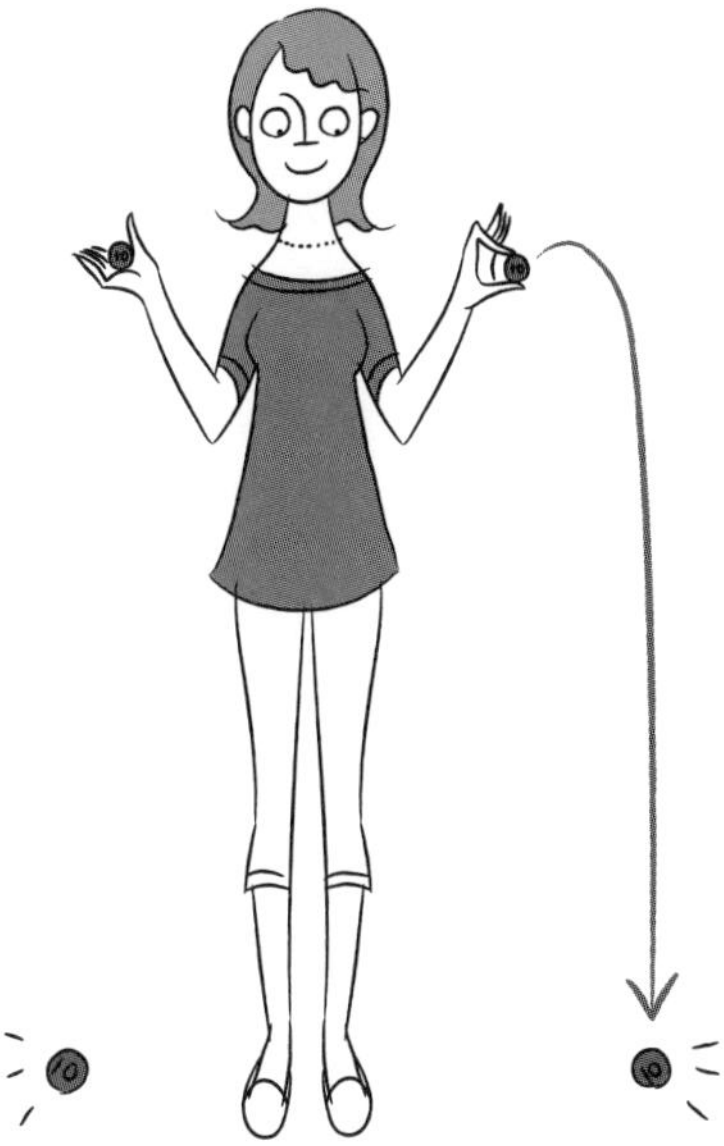

1 10円玉を４枚用意します。

2 ４枚のうちの２枚は、左右、離れたところに置いて目印として使います。

3 正面を見たまま、目印の10円玉に、まずは片手で10円玉を投げて当ててみましょう。

4 今度は10円玉を両手にもち、一斉に目印に投げ当てましょう。

＊徐々に距離や角度を変えてやってみましょう。

周辺視野拡大法②

1分

□○△エクササイズ

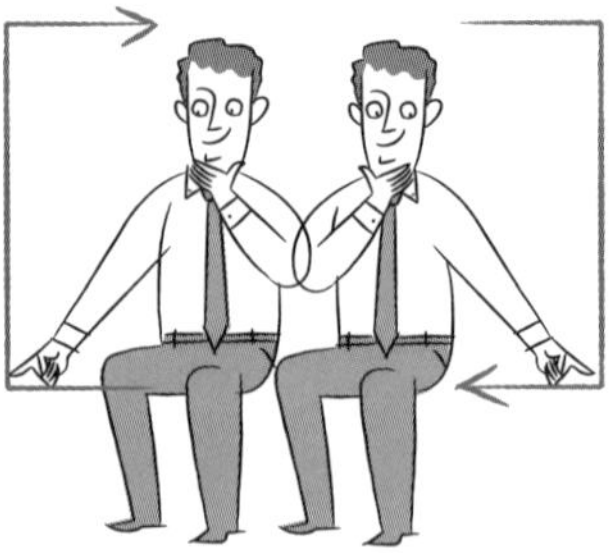

1 左手の人差し指をあごにあてて顔を押さえます。

2 右手の人差し指で、大きく上から四角の右半分を描きます。顔は動かさず、目でその動きを追います。

3 右手の人差し指が正面下まできたら、指を交代。残りの四角の半分を左手で描いていきます。

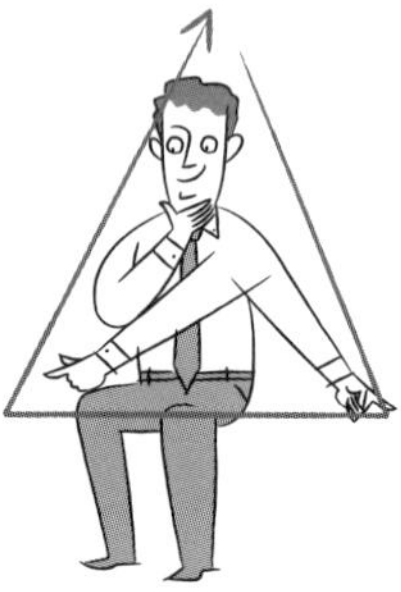

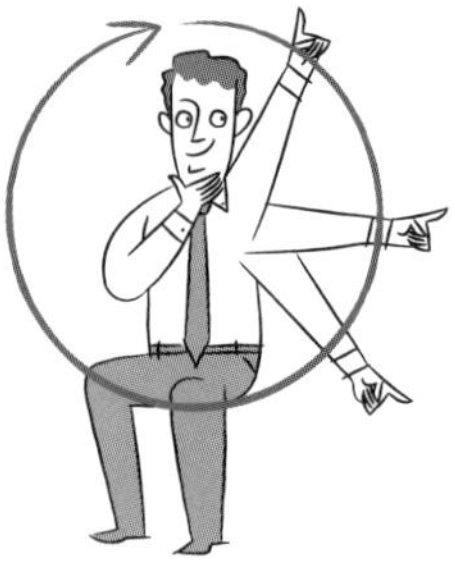

4 四角が終わったら、今度は丸、次は三角でやってみましょう。

STEP 4

脳を活性化して、「脳内視力」を高める

「ボールが止まって見える」――といったプロ野球選手がいましたが、これは比喩ではなく、彼には、本当にボールが止まって見えたのでしょう。

なぜなら、**人は、ものを脳で見ているからです。**

何度も繰り返してきましたが、ものを見るということは、光が目に映るだけでなく、脳がそれを認識、理解することなのです。

脳が見たものをどう解釈し、どう調節し、そして次にどのような行動命令をだすか、が最も重要なのです。

老眼でものが見えづらい人は、**「いつ見ても見えない」という意識が潜在的に蓄**

積され、いつの間にか脳は、ものを見ても「近くが見えない」と自動的に解釈するようになっています。これが、「脳内視力」の衰えを招きます。

つまり、老眼ストップの決め手は、**脳で「近くがハッキリ見える！」という〝感覚〟を養うことなのです。**

◇視力・視覚の再教育……3分
◇アイバランスマスク……3分
◇フュージョンカード……1分

＊脳は、きっかけさえ与えれば、猛烈に動き出す！
——視力・視覚の再教育

まずは、脳の中の「老眼で近くが見えない」という感覚を、新たに「ハッキリ見える」感覚に置き換えます。

老眼を治そう、治そうとするよりも、「近くが見える感覚」を新たに脳につくり上げてものを見るのです。

その1　考えを繰り返して「感覚」をつくり出す

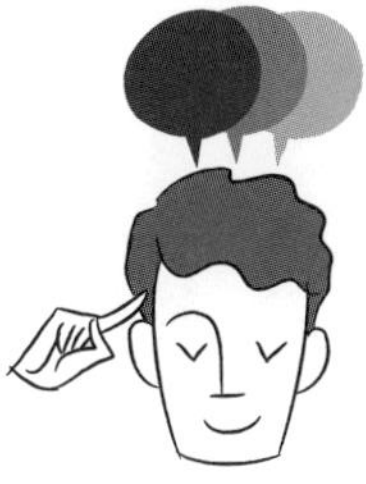

「痛いの、痛いの飛んで行け」を繰り返していると痛みが消えます。考えを繰り返すと「感覚」が生じるのです。現実を無視し、「見える、見える」と繰り返しましょう。

その2

脳のダメージを減らす

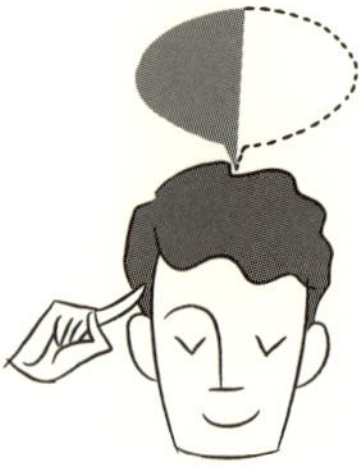

日常生活では、失敗と成功の割合は半々です。失敗したときに脳はダメージを受けますので、その刺激を脳に伝達しないようにすることが大切です。

見えづらいときも、「見えた！」と思うのです。

その3

強く考える

考えることはエネルギーです。エネルギーは方向と量の関数です。

したがって、強く考えれば強く考えるほど動きが速く出てき

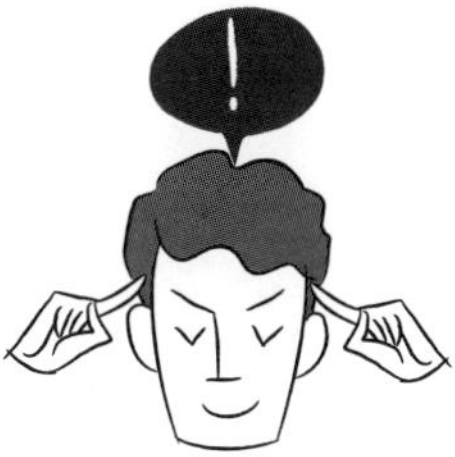

ます。
気持ちをこめて考えます。
野球のピッチャーが〝一球入魂〟というように、「はっきり見える！」と〝一見入魂〟です。

その4 雑念を切る

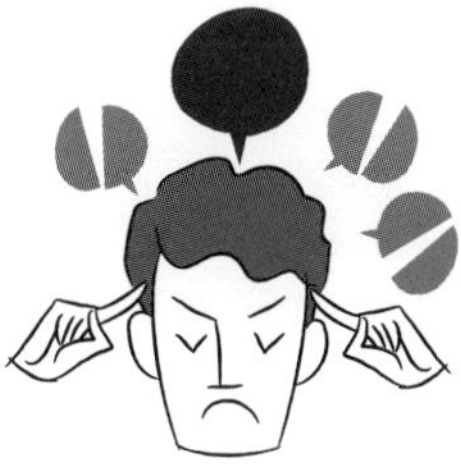

脳と心を使うときの一番の問題点は、雑念がつきまとうことです。雑念に負けてしまうと前進しません。
「近くが見える！」と考えたとき「本当に見えるようになるかな？」と雑念が出たら、切り捨ててください。
エイッ！　と切り捨て御免です。

その5 他人事だと考える

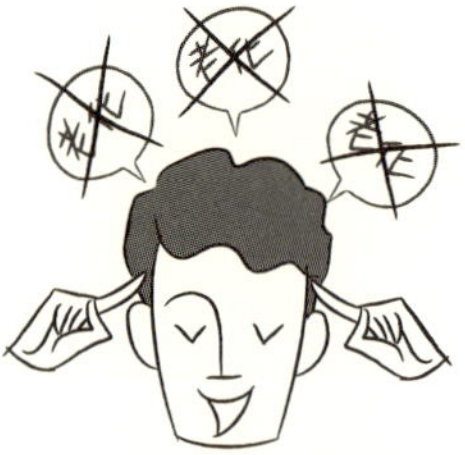

老化現象をすべて他人事だと考えます。

いちいち自分のことだと考えるから滅入るのです。

隣の人のことだと思って気をそらしてください。

後は繰り返しです。

「見える」という考えを繰り返していくと、**「見える」ことを感じるようになります。**考えることを繰り返すことで、「感覚」は生じるのです。

これが、脳を使って老眼を回復する一番効果的なやり方です。

＊「アイバランスマスク」で、網膜と脳を直接刺激する

じつは、メガネやコンタクトを一切使わないで、しかも目を疲れさせないでものを見ることができます。

「そんな馬鹿な！」といわれそうですが、本当にできるのです。

小さな穴を通じて見ると、細い光が網膜にまでしっかり届き、その結果、ものがよく見えます。

このピンホール効果を利用したトレーニングキットが、私が考案したアイバランスマスクです（巻頭付録）。

このアイバランスマスクのすばらしいところは、近くだけではなく、遠くも見えるところです。

近視で老眼の方には〝一石二鳥〟の魔法のようなアイテムです。

このトレーニングで、**自然光によって網膜が刺激され、解像力がアップし、網膜**

が活性化されます。

また、横一線に並んだピンホールから、両目でしっかり対象物を見ることで、**脳にハッキリ見えたという記憶が固定化され、「脳内視力」が上がり、視力回復に役立ちます。**

さらに、ふだんから、新聞を読んだり、読書をしたりするときにも便利です。

3分

アイバランスマスクで見てみよう!

1 近くのもの（新聞や本など）がぎりぎり裸眼で見える限界の所に位置を取ります。

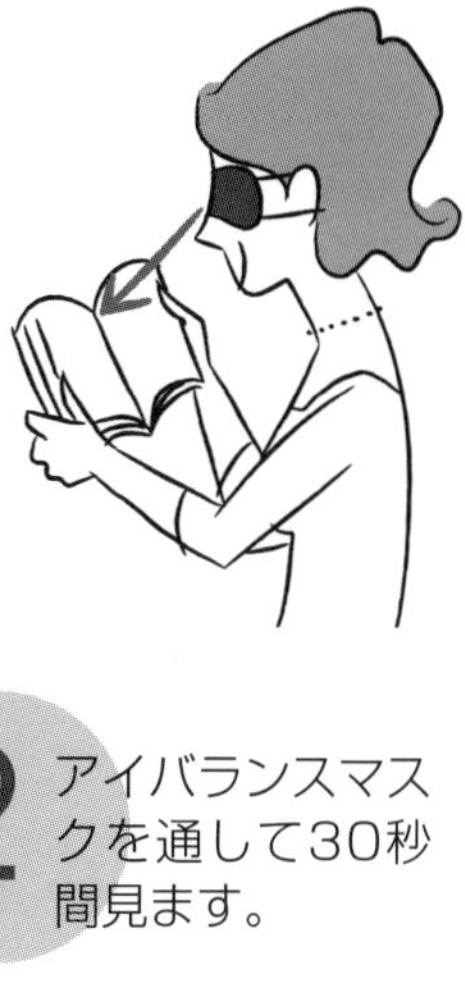

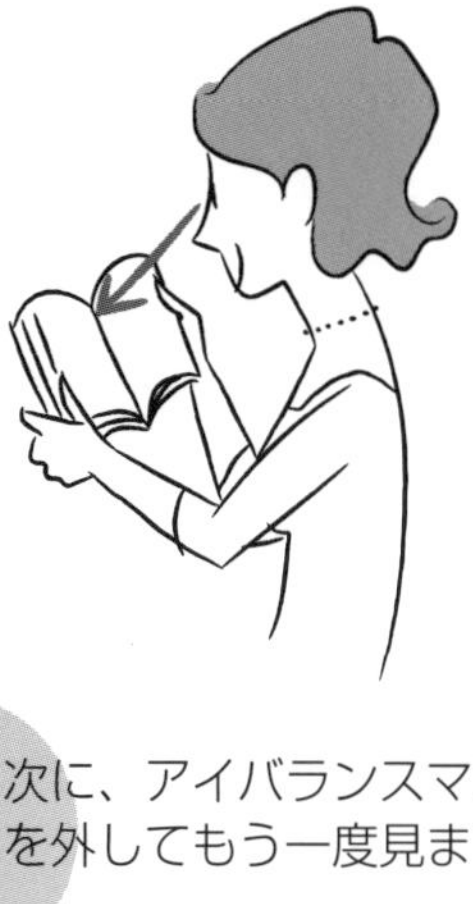

2 アイバランスマスクを通して30秒間見ます。

3 次に、アイバランスマスクを外してもう一度見ます。

＊これを繰り返していくと次第に近くが見えるようになります。

*目と脳の〝連携プレー〟を10倍スムーズにする

私たちは右目と左目の両方を協力させて、ものを見ています。それぞれの網膜には、違った像が映りますが、脳がひとつにまとめているのです（51ページ図参照）。

これこそが、目ではなく、脳がものを見ている証拠になるでしょう。

このような**目と脳の連携プレーを「両眼視（りょうがんし）機能」**といいます。

ところが、これがなかなか上手にできない人が多いのには驚かされます。どちらか片方の目だけで見ることがクセになってしまっている人もいます。

巻頭の3Dイラストがうまく見えない人は、要注意です。

両目をバランスよく使わないと、対象物にきちんとピントを合わせることができず、対象物との距離やその奥行きを測ることができませんから、日常的にものにつまずきやすくなったり、ぶつかったり、スポーツなどが不得意になります。

車を運転するには距離感は大切なもの。ですから、日ごろよく車を運転される人は、とくに注意しておきたいものです。

この機能を高めるだけで、視力は驚くほど回復します。

とくに疲れ目、ストレスを感じる人は、このエクササイズを積極的に行なってください。左右の脳全体を気持ちよく刺激することができます。

その他の効果

- 輻輳力《ふくそうりょく》（目を寄せる力）を高める
- 開散力《かいさんりょく》（目を開いていく力）を高める
- 抑制、ストレスの解消
- 融像（右と左の目の像を、ひとつにさせる脳の働き）を向上させる

目と脳の連携を高めるフュージョンカード

1分

1 左ページの“フュージョンカード”を顔につけるようにして、下の二重丸を目のところにもってきます。

2 寄り目をしてフュージョンカードを見ます。

3 2つだった二重丸は、横に3つ、並んで見えるはずです。

4 さらに、二重丸は、立体的に見えるはずです。それを確認してください。

＊以上と同じことを、下の段の二重丸から順番に行なっていきます。
上の段ほど、両目のコントロールが必要になります。

老眼を止めて、頭の回転を驚くほど速くする「驚異の視力回復プログラム」

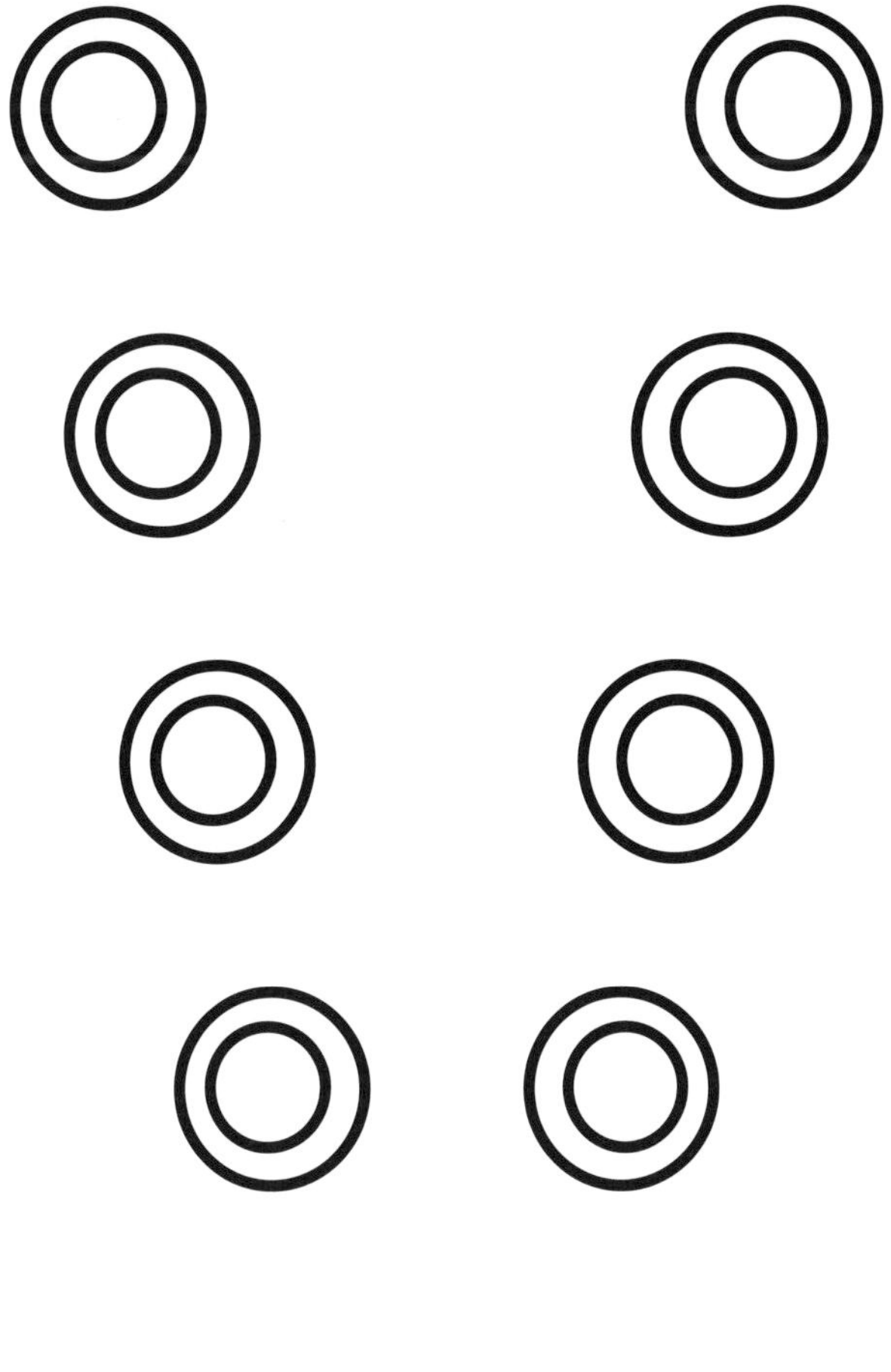

3章

〈仕事で、勉強で、運転で、スポーツで……〉

100歳まで現役！　効果抜群の

「目と体の運動神経復活プログラム」

イチロー選手も行なっている「スポーツ・ビジョン」とは？

「運動神経が鈍くなった。体の動きにキレがなくなった」

「車の運転が怖くなった」

「気分が落ち込んだり、やる気がわかなかったりする」

「今までできていたことができなくなった」

……こんな自分じゃなかった。

と思っている方、その原因は目にあることをご存じですか？


老眼になってものが見えづらくなると、脳の力と運動神経、体力がガタッと落ち、急に老けこみます。

私が所長を務める「ビジョン・フィットネスセンター」では、視力回復トレーニングだけでなく、「スポーツ・ビジョン」のトレーニングも行なっています。

「スポーツ・ビジョン」とは、**スポーツ能力を向上させるための総合的視力トレーニング**です。

大リーガーのイチロー選手が行なっていることで一躍脚光を浴びたので、何となく聞き覚えのある人もいるのではないでしょうか。

「トップアスリートは目がいい」ということは、科学的にも証明されており、アメリカでは、オリンピック選手の強化にこのスポーツ・ビジョンを取り入れています。

私も、プロ野球選手やプロゴルファー、カーレーサー、競艇《きょうてい》の選手など数多くのアスリートに「スポーツ・ビジョン」を実施しました。トレーニング後は、みなさん飛躍的に成績を伸ばしていらっしゃいます。

本書では、この「スポーツ・ビジョン」を改良し、老眼によって衰えた目と体の運動神経を回復するためのトレーニングを特別に開発しましたので、ご紹介しましょう。

脳が瞬時に反応——「反射神経」を鍛える

以前、テレビ番組の企画で高齢者ドライバーに指導をしたことがあります。

50〜70代の参加者のほとんどが、老眼鏡をかけていました。視力・動体視力・深視力・周辺視野力（60〜64ページ参照）などを測ってみると、驚いたことに運転しても大丈夫な人はひとりもいませんでした。みなさん、一定の水準以下なのです。視力は低く、動きに目がついていけず、距離感がバラバラで周辺視野が狭いのです。

脅かすわけではありませんが、高齢者の事故率は高く、いったん運転を誤ると死につながる重大事故を起こしてしまいます。

この状態で運転をするのは、わざわざ事故を起こすために運転しているようなものです。その後、参加者には「中川式スポーツ・ビジョン」を実施し、安全運転レベルに水準を引き上げました。

運転には当然、「静止視力」だけでなく、動体視力や他のすべての目の能力が必要になります。その上、これらの視力がとらえた情報をもとに、脳は瞬時に手足を動かす指令を出さなければなりません。

高齢者の目と脳は、いずれかの能力に異常がみられることが多く、しかも本人がそのことに気づいていないのです。

もう何年も無事故・無違反だという優良ドライバーも、過信してはいけません。今までの運転技術がすばらしくても、これからの視力に問題があれば、即、危険ドライバーです。

老眼になって、ものを見るスピードが遅くなると、反射神経も当然鈍くなります。

反応が100分の1秒であったものが10分の1秒になったのでは、とっさのときに間に合いません。ケガや事故の原因になります。まずは、反射神経から鍛えていきましょう。

反射神経を鍛える法①

1分

10円玉落としエクササイズ

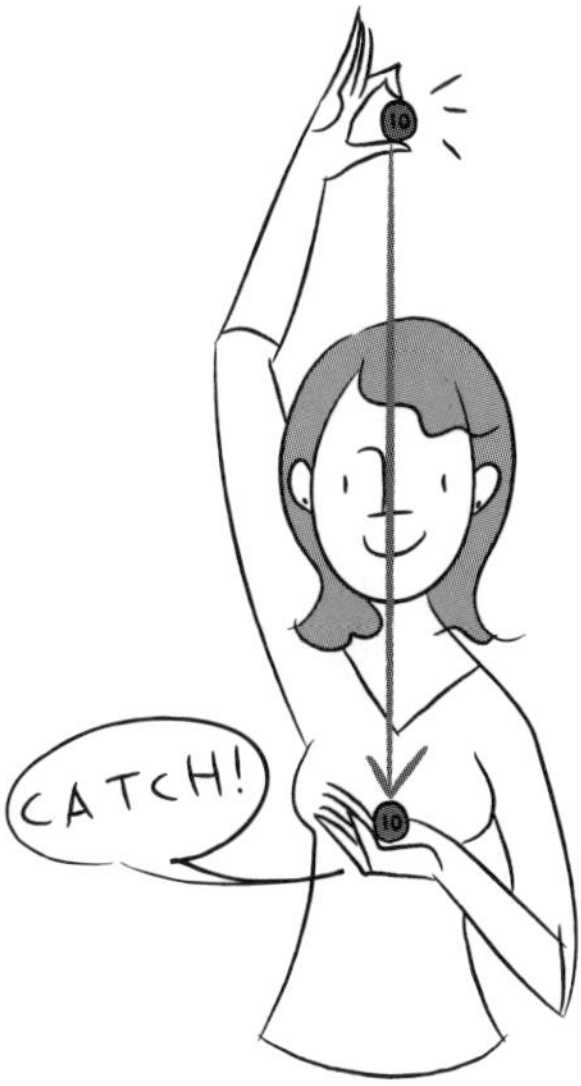

1 10円玉をひとつ用意し、右手にもちます。

2 右手を頭上に上げ、10円玉を落とします。それを胸のあたり、左手でキャッチしてみましょう。
このとき、目は、正面の1点を見続けます。

＊反対の手でも行ない、慣れてきたら落とす位置を次第に低くしていきましょう。
正面だけでなく、体の右側、左側でもやってみましょう。

反射神経を鍛える法②

1分

数字踏み

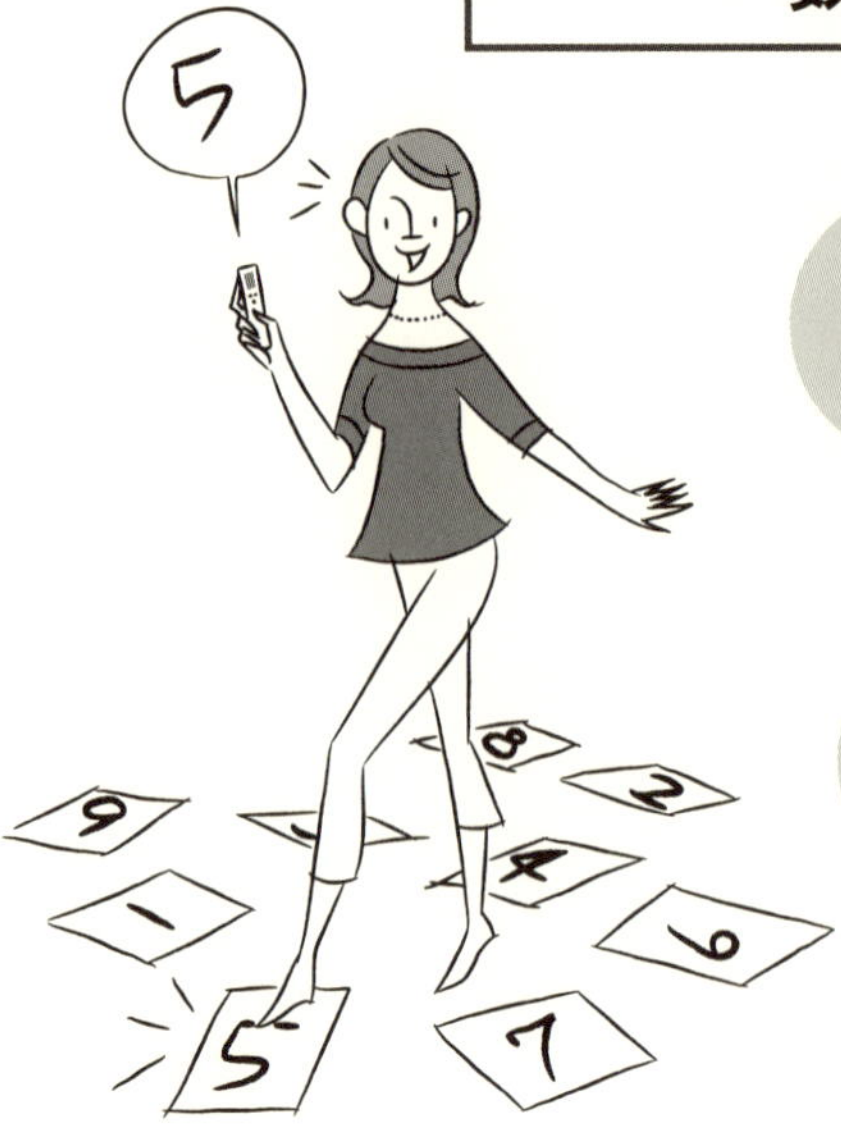

1 A4の用紙9枚に、それぞれ1～9の数字を書き、自分の前後、左右、斜めにばらまきます。

2 あらかじめ録音機器に「1、5、6、2、4、8、7、6、2、7、3……」と数字をランダムに吹き込んでおきます。

3 これで準備はOK。録音したものをかけながら、その数字通りに数字を踏んでみましょう。
慣れてきたら、スピードをあげて行ないましょう。

＊最初は「こんなに遅くていいのかな？」と思うほどのスピードでやってみてください。
また、足元には十分注意して転んでケガをしないように。ここでケガをしてしまっては元も子もありませんよ!!

外出がもっと楽しくなる！——「空間認識力」を高める

人は、「見ること」で、空間を感じ取ります。

老眼になってはっきりものが見えなくなると、身のまわりの空間が縮みます。視野が縮むと脳が縮み、やがて、心も行動も縮んでしまいます。

あなたのまわりにもいませんか？　年をとって目が悪くなったからと、外出を控えるようになった人が。毎日、家と会社の往復だけだったり、休日は家にこもりっぱなしだったり……。

人は、好奇心を忘れた途端に老けこみます。面倒がらずに新しい環境に飛び込む気持ちが大切です。

旅行もいいでしょうし、ハイキングもいいでしょう。とにかく、最初は意識して動いてください。目新しいものを、意識的に見るようにしましょう。そのうち、昔のフットワークのよさを思い出すはずです。

ためしに、まっすぐの線を引いて（5メートルほど）目を閉じて、その上をまっすぐ歩いてください（転んでケガをしないようにまわりには十分に注意してください）。

どうですか？　まっすぐ歩けたでしょうか？

まっすぐ歩けた人はほとんどいないのではないでしょうか？

脳の中の空間認識が、目の老化や目の使い方のアンバランスでゆがんできたのです。

脳の空間マップを修正して、縮まった視野を拡げましょう。

空間認識力を高める法①

1分

ティッシュキャッチ

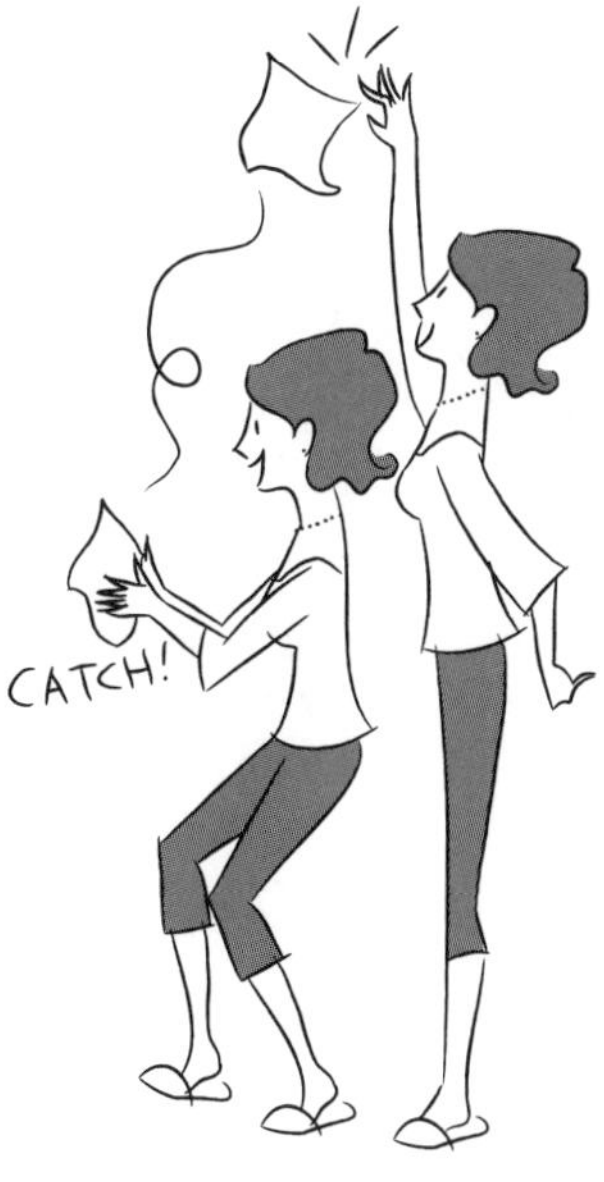

1 ティッシュを自分の上に投げます。

2 落ちてきたティッシュが床や地面につく前にキャッチしましょう。

＊ティッシュはヒラリヒラリと思いもよらない方向に飛んでいきます。「こんな遊びみたいな……」と思っていても案外できない人も多いものです。
これも、足元に十分気をつけて楽しみながらやってみましょう。

空間認識力を高める法②

1分

耳たぶつまみ

1 真っ正面に顔を向け、目を閉じます。手は力を抜いて下ろしておきます。

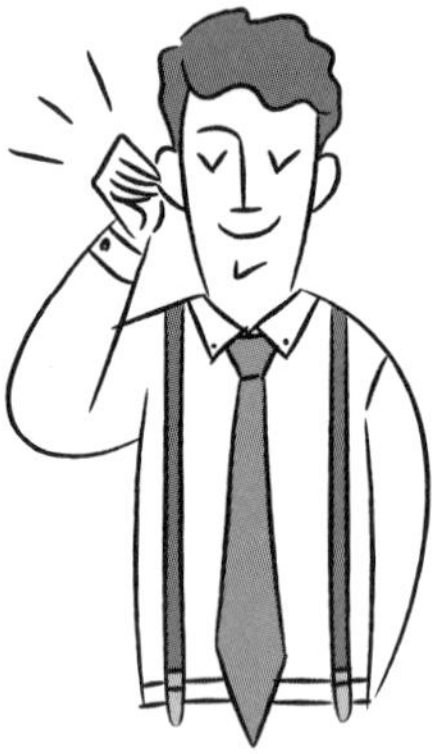

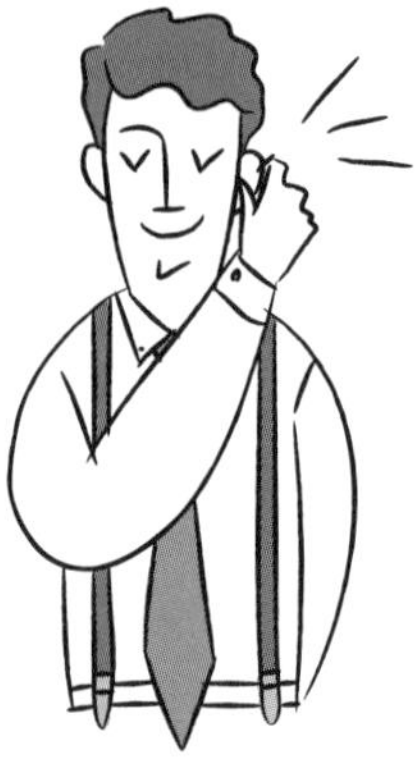

2 まず、一瞬で右手で右耳の耳たぶをつまんでみましょう。これは簡単ですね。

3 今度は、一瞬で右手で、左耳の耳たぶをつまんでみましょう。

＊できましたか？　これは簡単そうに見えて、空間感覚がずれてしまっている人には案外むずかしいのです。これをスムーズにできるようになるまで左右交互に繰り返しましょう。

空間認識力を高める法③

1分

歩数当て

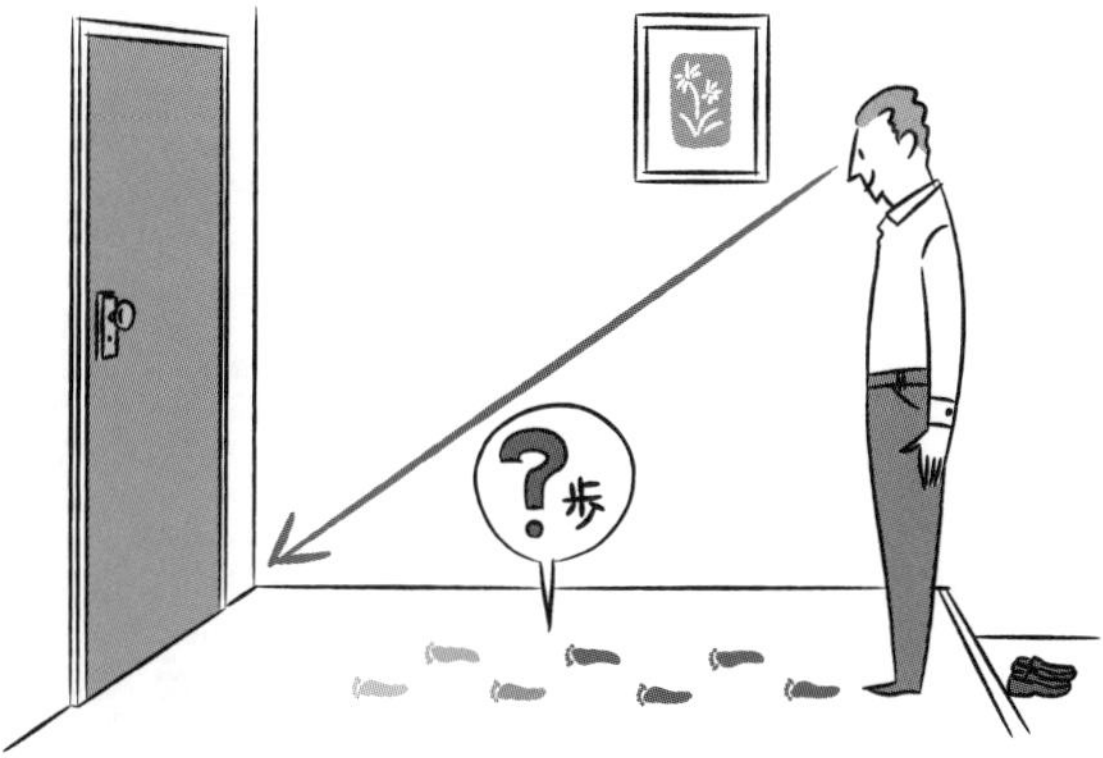

1 目を閉じて、想像してみてください。ご自宅の玄関から洗面所までは何歩でいけるでしょうか？

2 歩いている自分を思い描きながら、頭の中で歩数を数えてみましょう。

3 予測できたら、今度は実際に歩いて数えてみましょう（目は開けたままでいいですよ！）。

＊いかがですか？　かなりの誤差があるかもしれませんが、気にする必要はありません。誰だって最初はそんなものです。家の中のいろいろな場所で試してみましょう！

めまいや吐き気の原因!?――「バランス感覚」を磨く

あるとき、メニエール病（回転性のめまいや吐き気が起こる病気）を患《わずら》っているという中年の女性が私のところへやってきました。

目の使い方を調べたところ、両目のバランスが崩れていたので、早速、トレーニングを行なってもらったところ、1カ月もしないうちによくなってしまいました。

じつは、彼女はメニエール病ではなく、両目のアンバランスからくるふらつきだったのです。

目から入る情報の約2割は、平衡《へいこう》感覚を維持するために使われます。

平衡感覚が崩れると、めまいやふらつきなど体調が悪くなるだけでなく、気分が

落ち込みやすくなり、うつ状態になったりもします。

また、転びやすくなったり、首肩がこったり、首・腰・ヒザを痛めたりします。スポーツ・ビジョンで、目のバランスを整え、脳のバランスを整えて元気な体と心を維持しましょう。

バランス感覚を磨く法

1分

片足立ち

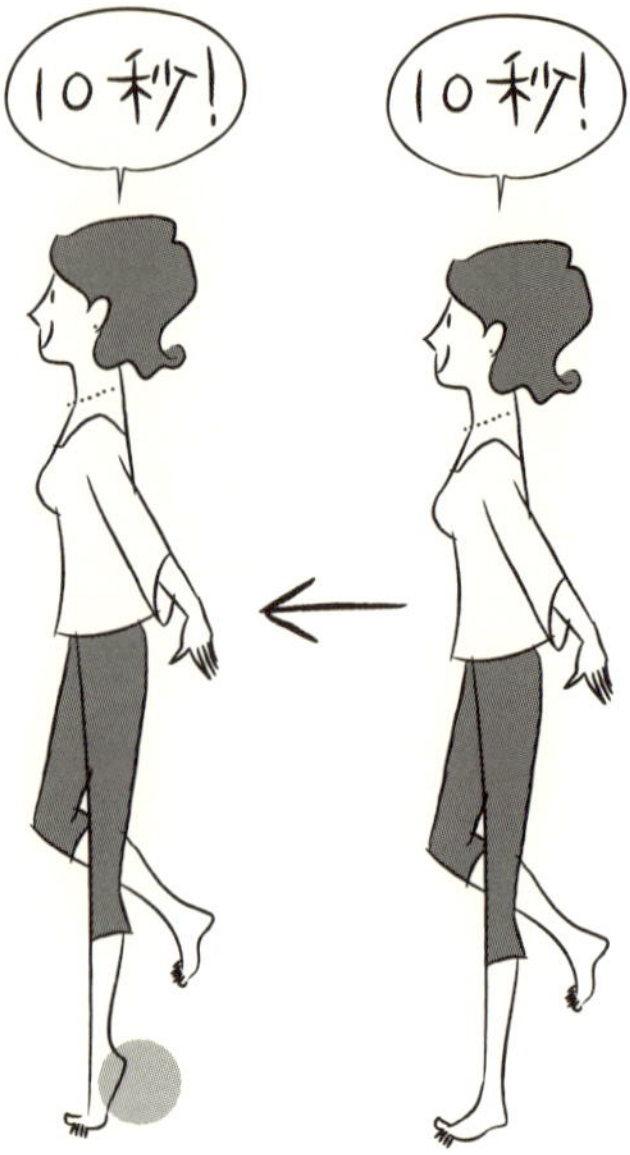

1 目の前の1点を見たまま片足立ちし、10秒間キープします。

2 次に、かかとを浮かしてつま先立ちで行ないます。

3 同じことを目を閉じた状態でもやってみましょう。

＊これもやる前には十分に足元の安全を確認しましょう。慣れてきたら、足を高く上げてやってみましょう。

暗いところでもハッキリ見える——「明暗順応力」を鍛える

中高年になると光をまぶしく感じるようになります。また、暗闇ではものが見えてくるのに時間がかかるようになります。

光に対する反応が鈍くなっているのです。

人は光によって生かされていますので、光に対する反応が鈍くなると生活しづらくなります。夜外出したときに不自由したり、危険な目にあったり、夜間の運転に支障をきたしたりします。

このトレーニングでは、光に対する反応を高め、明暗に対して順応が悪くなっている症状を解消します。

明暗順応力を鍛える法①

3分

ライト法

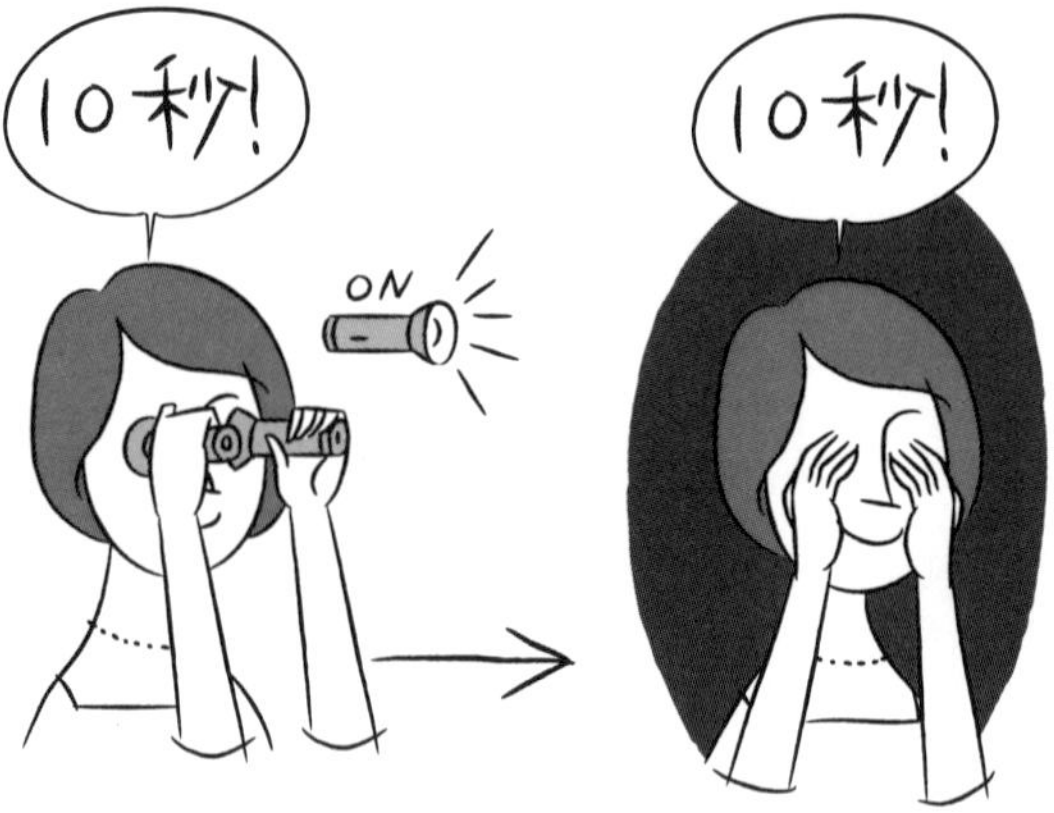

1 懐中電灯を2つ用意します。懐中電灯がなければ、スタンドのライトでもかまいません。

2 目を閉じて、ライトを目に10秒間、当てます。

3 次に掌をおわんのようにして10秒間、目を覆います。

*これを5セットほど繰り返しましょう。

明暗順応力を鍛える法②

5分

目の日光浴

晴れた日に外に出て、散歩をするついでに公園のベンチなどに座り、目を閉じたまま日光浴をしましょう。

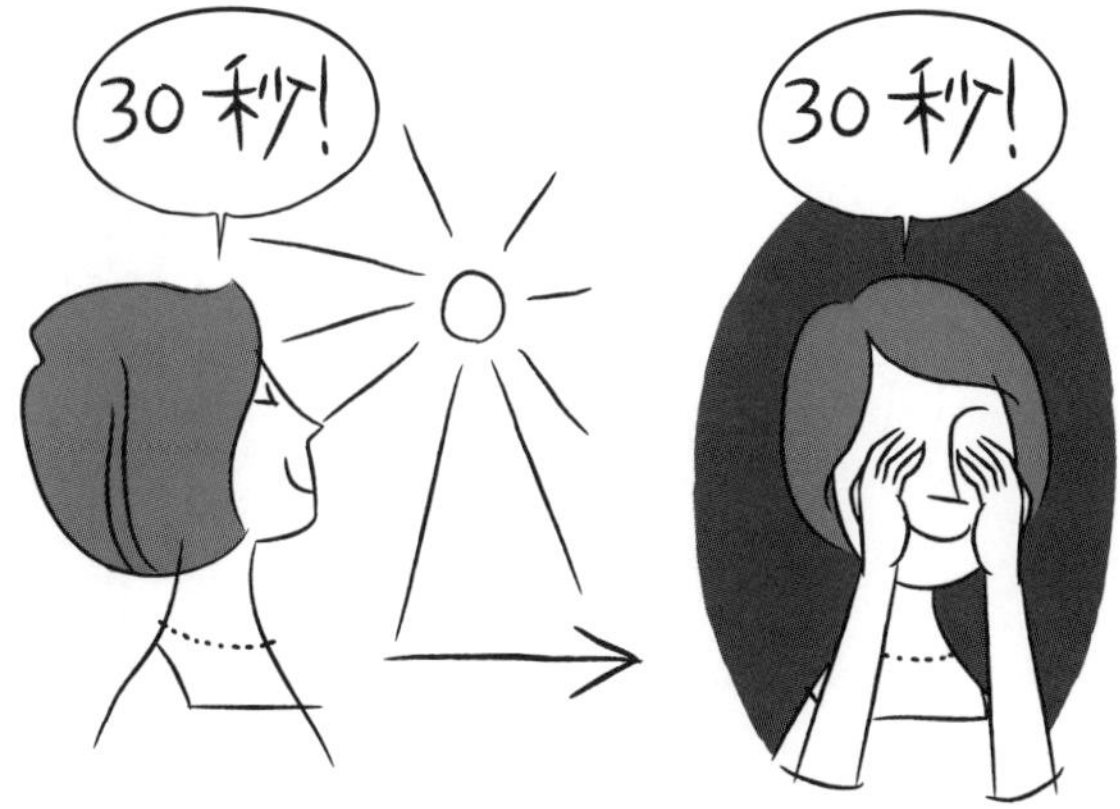

1 目を閉じたまま30秒間太陽のあるほうを向きます。

2 掌をおわんのようにして30秒間、目を覆います。

＊これを5セットほど繰り返しましょう。

人生をもっと豊かに——「時間感覚」を磨く

「今、何時?」と突然聞かれて、素早く正確な時間を答えられますか?

「人は視覚を奪われると、時間の感覚が狂う」という実験結果があります。

年をとって視界がぼんやりしていると、時間の感覚までぼんやりしてしまい、ボーッとしたまま1日を過ごしてしまったというのは、よく聞く話です。

ほとんど時間を意識しないで過ごしていると、時間は刻々と過ぎていってしまいますよ。

限りある大切な人生。時間をなるべく自分の思い通りに使えるように、ここでは時間に対する意識を磨きましょう。

時間感覚を磨く法①

1分

タイムショック その1

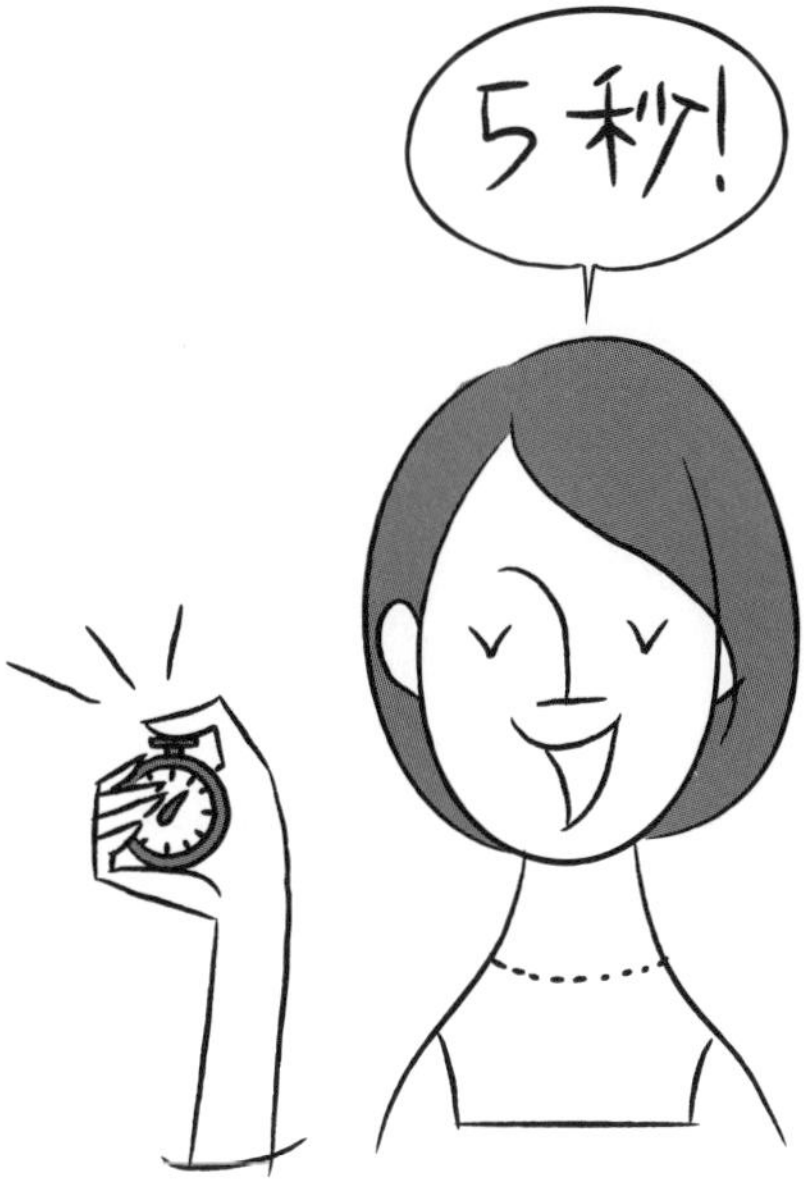

1 ストップウォッチを用意し、スタートボタンを押しながら目を閉じます。

2 自分で「5秒経過した！」と感じたら、ストップボタンを押しましょう。

＊さあ、何秒でしたか？
慣れてきたら、「10秒、30秒、1分」と伸ばしていきましょう。

時間感覚を磨く法②

タイムショック その2

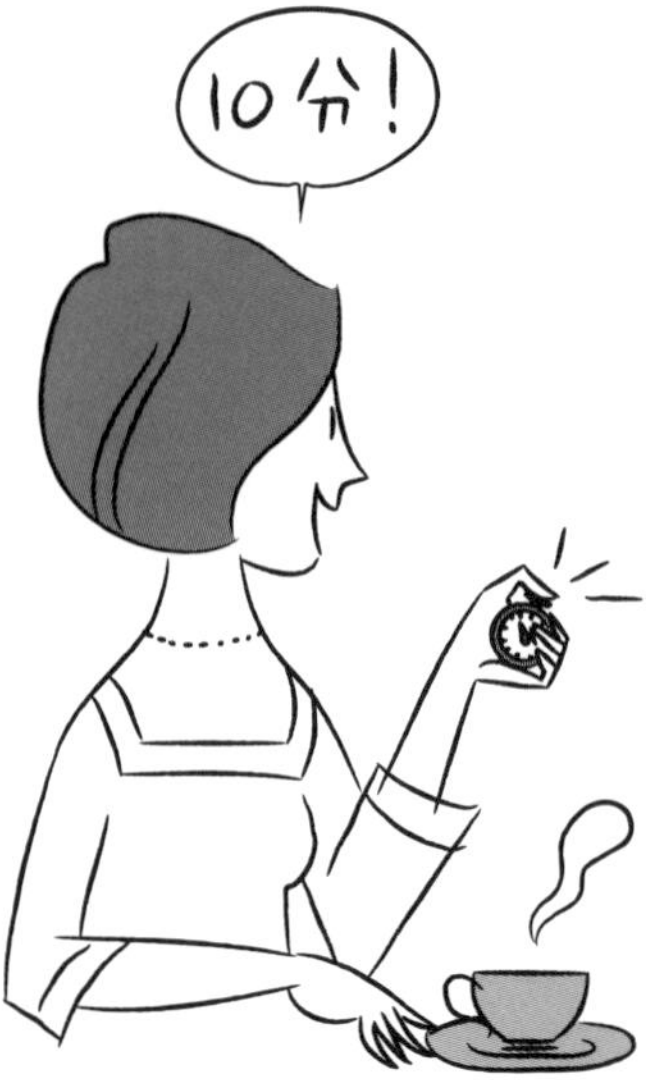

1 腕時計をはずし、置き時計も布などで隠すなどして、時間がわかるものを目の前からなくしてください（テレビやラジオも消しましょう）。

2 さあ、エクササイズ開始です。ストップウォッチのスタートボタンを押してください。

3 あとは、本を読むなり、お茶を飲むなり、リラックスして過ごしましょう。

4 そして、時間を予測して、「10分経過した！」と感じたらストップボタンを押します。

＊おおよその感覚がつかめてきたら、「20分、30分、60分」と伸ばしていきましょう。

4章

「目」と「脳」を、細胞からイキイキさせる生活術

中川式「目の老化を止める10カ条」

その1
メガネに頼りすぎない

メガネやコンタクトに頼りすぎると、視力の低下が進みます。

その2
睡眠をしっかりとる

睡眠中には、メラトニンをはじめ、成長ホルモンなど多くの種類のホルモンが分泌されて**目や脳などの細胞が修復されます。**

毎日、十分な睡眠を取ることを心がけましょう。「8時間睡眠」を目標にしたいところです。

その3 適度に日光を浴びる

紫外線は有害なものばかりではありません。**紫外線の中には、細胞の若返りに役立つものもあります。**

散歩など、適度に日の光に当たることも目の若返りに効果的です（135ページの「目の日光浴」を試してみましょう）。

その4

正面からものを見る

寝転んでテレビを観たりしていませんか？

不自然な角度でものを見ていると、片目ばかりに負担がかかって斜視（しゃし）になったり、水晶体がゆがんで乱視になったりする危険性も。

テレビやパソコン、本は姿勢をよくして正面から見るようにしましょう。

その5

しっかり呼吸をして酸素を供給

目と脳だけで、体内に取り入れた酸素のじつに〝4分の1〟をも消費してしまうことを知っていましたか？

大量に酸素を消費する目と脳をいつまでも若々しく保つには、ときどき深呼吸や腹式呼吸をして、**意識的に酸素を十分に補給することが大切です。**

その6

たっぷり水分補給

涙の原材料、「水分」の不足は目の大敵。冬でもマメに水分補給を。

目の潤いを保つことは、飛蚊症（ゴミのようなものがちらついて見える症状）、ドライアイ、白内障などの改善にも欠かせません。

その7

外に出て脳に刺激を与える

これまで繰り返しお話ししてきたとおり、目と脳の働きは連携しています。

つまり、脳を活性化することは視力アップにつながります。

できるだけ外に出て、人と話したり、スポーツをしたり、**脳を刺激すること**
が目の若さを保つ秘訣です。

その8

上を向いて姿勢よく歩く

ふだんの目線より少し上を見て、背筋をのばしてしゃきっと歩きましょう。
首や肩のこりも改善し、目と脳の血流も高まります。
また、気持ちも上向きに。

その9

カラフルなものを着る・見る

カラフルな色は脳を活性化し、若返りの効果が期待できます。

外出するときは、服や小物も、ちょっと派手？　と思うくらいの色使いを楽しみましょう。

また、部屋に鮮やかな色使いの絵画や、きれいな花を飾ったりするのもいいでしょう。

その10

自分のイメージを若々しく

気持ちが老け込むと目や脳の働きも低下します。

「もう年だから……」が口グセになっていませんか？

そんな言葉は、今日から禁句です！

セルフイメージは実年齢に関係なし。常に若々しい自分像を前頭葉に焼きつけましょう。ちょっと図々しいくらいがちょうどいいかもしれません。

そして、外見に気を使ったり、運動で体力をつけたりすることも目と脳の若返りに必要です。

暗い部屋は、目の病気を招く

現代人はモグラになってしまいました。太陽光を極端に嫌い、一日中パソコンの前で人工光に照らされながら仕事をしています。

太陽のもとでは生物は自然に成長しますが、蛍光灯のもとでは十分に育ちません。蛍光灯の蛍光物質が加齢黄斑変性の原因であるという研究論文がアメリカで発表されています。蛍光灯の光の中で一日中過ごしていると、男性の精子が減るという研究報告もあります。

蛍光灯は、経済性のみを考えてつくられたもので、人の健康をあまり考慮していないのです。

朝から晩まで一日中、人工的な蛍光灯の中で生活し、パソコン、テレビ、ビデオ、携帯、スマートフォン、TVゲームから発せられる人工的な光を直接浴び続ける、という状況から少しずつ脱却し、適度に太陽光を浴びることが大切です。

目をよくする照明、悪くする証明

ただし、部屋の中でものを見る場合には、どうしても照明が必要です。

その際に中高年のみなさんには、とくに気をつけていただきたいことがあります。

年齢とともに、視力が低下し、光に対する明暗順応の働きも落ちます。

コントラストを感じる力も低下します。

したがって、**年をとるにつれて、若いときよりも暗く感じる分、光を加えなければいけません。**

一般的に、**20歳を1とすると、40歳では1・8倍、60歳では3・2倍の明るさが必要**といわれています。

このことを意識し、部屋でものが見えにくいなと感じるようでしたら、照明を見直してみましょう。

手元にスタンドを追加するなどして、〝明るさ〟を増やしましょう。

明るさにより瞳孔は反応します。瞳孔反応は自律神経が支配しています。明るさが不足すると瞳孔は開き、交感神経が緊張し続けます。房水の流れも悪くなり眼圧を上げる原因にもなります。

暗い中でものを見ることは、目の病気を招く恐れがあるのです。

乾燥は、目の健康、若さ、美容の最大の敵！

近年ドライアイが増えているのは、冷暖房による乾燥やパソコンなど目の酷使、コンタクトレンズが原因と考えられます。

また、中高年でドライアイが増えるのは、年をとるにしたがって体内の水分が減っていくことが影響しているのだと思います。

年をとると、体の「保水力」が低下して、トイレが近くなります。尿を圧縮させる作用をもつ「抗利尿ホルモン」の分泌が減るからです。また、食も細くなって、食べ物から摂取する水分量も減ります。

脱水症状になったり、それに近い状態になりますと代謝が全面的に悪くなり、老化も促進されます。

中高年になったら、よりいっそう意識して、水分補給を心がけましょう。

水にはミネラルウォーターや各種浄水器がありますが、私が推薦するのは、NASAが使用している「逆浸透膜」の水です。

これを〝純水〟と呼びます。特殊なセラミックを通して水を〝磨く〟と「抗酸化力」が強くなります。飲むほどに〝若返る水〟になります。

また、一般の水が体の細胞に侵入していく率は20％未満といわれているのに対し、逆浸透膜の水は80％が体の細胞に侵入していきます。

さらに、水は、〝ちびちびと〟飲むようにしましょう。いっぺんに飲んでも、一挙に尿になって排泄されてしまいます。温めて飲むのがベストです。体温に近いほうが吸収率が上がります。

人によって水分の補給の量はちがいますが、**1リットル前後は、食べものからではなく、飲料水から補給するのがいい**のではないでしょうか。

トレーニングをしても、「効果が現われにくい人」の食生活

老化を防止し、若さを保つためには、血液の質をチェックしていく必要があります。そして、**いい血液を保つ生活が、目の健康にもいいことは間違いありません。**

食生活を見直して、血液から若返りましょう。

視力回復トレーニングを続けても、効果が現われにくい人には、共通する食習慣があります。

次の項目をチェックしてみてください。

□お菓子やジュース類など、甘いものが好き
□おかずには肉類・揚げものなど脂っこいものが多い
□健康にいいからと、牛乳・チーズ・ヨーグルトなど乳製品をたくさんとる
□ファーストフード・レトルト食品・コンビニ弁当など、食品添加物や保存料の入った食事をとる機会が多い
□アイスクリームやビールなど、冷たいものをよくとる
□1回の食事の量が多く、間食もやめられない
□食事をとる時間が不規則だったり、夜遅くに夕食をとる

当てはまる項目が多い人は、要注意です。

目にも脳にもすごい効果！ワイルドブルーベリー

ワイルドブルーベリーが目に効くというのは、じつは、私が十数年前に本で紹介しました。『目がよみがえる「驚異」のブルーベリー』（日東書院刊）です。

当時、日本人の近視が強度化し、かつ高齢化社会に入り、眼病が増えつつありました。日本人の目を守るためにいいものがないかと探し求めていたとき、大手製薬メーカーの知人から、ワイルドブルーベリーがヨーロッパでは「目の医薬品」として販売されているという情報をいただきました。

ワイルドブルーベリーの**血管強化、血流促進、抗酸化機能**などが注目されましたが、最近ではさらにさまざまな効果が見つかっています。

アメリカでの研究論文では、ワイルドブルーベリーのアントシアニンに新たな効果があることがわかりました。それは、**動脈硬化の真犯人である酸化ＬＤＬコレステロール（酸化したコレステロール）を減少させる**ということです。

この研究は、元々メタボリック症候群の改善を目的として行なわれました。結果として**酸化したコレステロールの減少、血圧低下、酸化ストレスマーカー値の減少**が認められたのです。

この結果は、ワイルドブルーベリーの抗酸化機能や抗炎症作用はもちろん、**コレステロールや中性脂肪を減らす作用、血圧を下げる作用、糖尿病を改善する作用**にも極めて有効な働きがある可能性を示唆しています。

ワイルドブルーベリーのアントシアニンには、その他、**毛細血管からいろいろな栄養や酸素が抜け落ちることを防ぐ作用、コラーゲンをつくる力を向上させる作用、血小板凝集作用を抑制してくれる、即ち血液がドロドロにならないようにしてくれる作用、動脈の平滑筋の緊張を取り除いて血圧を下げてくれる作用、白内障の進行を防止する作用**などがあります。

近年身近なフルーツになっているワイルドブルーベリーですが、じつは、品種改良が重ねられて今や３００種類以上あるといわれています。産地も、北米大陸やオーストラリア、南米、そして日本でも栽培されるようになりました。

ただし、薬効としての効果まで期待できるのは、北欧産野生種のワイルドブルーベリーだけです。これは、品種改良された栽培種とは成分が違うのです。

北欧産野生種のワイルドブルーベリーは、昔から目の健康に効くだけでなく**糖尿病や腸疾患にも効く**とされていました。これからとれるアントシアニンは、ヨーロッパの国などでは医薬品として認められていますが、日本では法律の違いから天然物は医薬品にならないということで健康食品になりました。

したがって、使用される場合には、〝医薬品レベル〟のアントシアニンなのかを確認することが大切です。

質の高い医薬品レベルの本物をご使用ください。さきほどのような効果が現われ、血液も若返ります。

脳の〝酸化〟を防ぐロドプシンとは？

「ロドプシン」という成分が眼底に存在し、これが光刺激で分解され、それが再合成し電気信号として脳に伝達されるということがわかっています。

ロドプシンは、ものが明るく見えるということに必要な物質なのです。

この光刺激が電気刺激に変わるスピードは0・2秒といわれています。

年齢とともに、このロドプシンの再合成のスピードが遅くなります。また、ロドプシンの量も減っていくのです。したがって中高年以降になると視界が自然に暗くなるのです。

よく、高齢者がまだ外は明るいのに、部屋に電気をつけている場面に遭遇します。これはこのロドプシンの量が減ったために他の人より暗く見えるのです。

また、この**ロドプシンには脳の脂質の酸化を防ぐという大切な役割もあります。**

脳はピンク色をしています。

このピンク色は、血液が通っているからピンク色をしているのではなく、大量のロドプシンが存在しているためです。

脳はほとんどが脂質とタンパク質でできています。脂質は酸化すると役に立たなくなりますので抗酸化機能が強いこのロドプシンが、老化による脳の脂質の酸化を防いでいてくれているのです。

この**ロドプシンの働きを促進するのが、ブルーベリーに含まれるアントシアニンなのです。**

これは、質のいいワイルドブルーベリーのサプリメントを飲むと頭がすっきりするということでもわかります。

「イチョウ葉エキス」で10歳若返る

イチョウ葉エキスは血管強化、血流促進、抗酸化機能、動脈硬化改善機能に効果があります。

イチョウ葉エキスもブルーベリーエキスと同じくヨーロッパでは医薬品ですが、日本では医薬品となっていません。これは、「天然物は医薬品にしない」というアメリカの流れを組んだ日本の薬事法があるからです。

イチョウ葉エキスはヨーロッパでは売り上げが常に医薬品のベスト10に4～5種類も入るような人気があるものです。

今回、おもしろいデータを入手しました。これはイチョウ葉エキスの若返り効果といってもいいようなデータです。ニワトリを使った実験です。

同い年のニワトリに、普通のエサとエサにイチョウ葉エキスを混ぜたものを分けて摂取させました。

普通のエサを食べたニワトリは、10～12カ月卵を産んだのに対し、イチョウ葉エキスを摂取したニワトリは、18カ月以上、卵を産み続けました。寿命は変わりませんが、卵を産む期間が伸びています。

また、卵の中身も全然違っているそうです。質のよい卵は丸くて黄身がプリンプリンしています。それに対して質の悪い卵は細長くなって黄身が薄いのです。当然、イチョウ葉エキスを摂取したニワトリは丸く、黄身が濃い卵を18カ月以上産み続けたのです。

このデータから読み取れることは、**イチョウ葉エキスを摂取することで、長い間〝現役〟でいられるということです。若さが保てるということです。**

網膜の栄養「DHA」

人は、網膜に像を映し出すことでものが見えるわけですが、この網膜に欠かせない栄養として注目されているのが、青魚に豊富な魚油**「DHA（ドコサヘキサエン酸）」**です。

体の中で合成できないといわれている多価不飽和脂肪酸のひとつで必須脂肪酸です。

視神経が密集する網膜にはDHAが含まれており、網膜の脂質のうち約50%を占めています。DHAは、網膜をつくっている神経細胞の膜を柔軟にし、視神経から脳に伝わる情報を増やします。

このDHAが減ってしまうと、網膜の神経細胞の膜が硬くなり、結果としてものを見る力が落ちてしまうのです。

さらにDHAは、ドロドロの血液をサラサラに変える働きがあることでも知られます。

目や脳の血流がよくなれば、視力アップも期待できるでしょう。白内障、ドライアイにも効果があるといわれています。

目の健康にもいい魚の食事を積極的にとりましょう。

DHAの摂取量の目安は、1日に1〜1・5グラム。これは、マグロの刺身なら2切れ、サンマ、イワシなら1尾、サバなら半身です。

魚が苦手な人は、DHA入りの栄養補助食品で日常的に補給するようにしてください。

乳製品や糖分のとりすぎは〝目の毒〟

牛乳・ヨーグルト・チーズはカルシウムが多く健康にいいということで、好んで食べる人は多いと思いますが、**乳製品を大量にとりすぎると白内障になりやすいというデータがあります。**

白内障とは、水晶体が白濁し、ものがかすんで見えたりぼやけて見えたりする病気で、年齢とともにかかる割合は増えていきます。

ヨーグルト・チーズなどに含まれる乳糖は、グルコース、ガラクトースに分解されますが、このガラクトースを分解できないと白内障の原因になるということです。

牛乳についても、日本人のように乳製品を大量に摂取してこなかった民族では、乳糖不耐症が多いことが知られています。これは、腸内の消化酵素であるラクターゼの分泌が少ないために乳糖をうまく吸収できないのです。このような人が牛乳を飲むと、お腹が張って下痢や消化不良を起こしてしまいます。

牛乳は牛の乳ですから、子牛が飲めばいいのです。哺乳類は出生時体重の3倍になるまで母乳だけで成長します。人間の場合ですと約1年です。離乳期を過ぎてもお乳を飲み続ける哺乳類は、人以外にはありません。

砂糖の怖い話

最近、白内障の他にも、角膜が白濁したり硝子体（しょうしたい）が混濁する症状の方が非常に増えています。この原因のひとつは、砂糖ではないでしょうか。

ペットボトルが普及し、スポーツ飲料やジュースを多量に飲む習慣ができてしまいました。ジュースやコーラ、コーヒー、スポーツ飲料には10～30グラムの砂糖が入っています。砂糖、ショ糖、果糖、液糖などはすべて単糖類といわれる砂糖です。

飲むと急速に血液中に入り、血糖値を上昇させます。すい臓がびっくりし、インシュリンを急速につくって送り込みます。そうすると血糖値が急激に下がります。これを繰り返すと、すい臓が疲労してインシュリンの製造能力が低下していき、糖尿病になります。

また、これと反対に血糖値を下げすぎて低血糖になるケースもあるようです。

脳細胞は糖を必要としますから、低血糖状態が8時間以上続くと脳細胞が機能低下を起こします。このような脳のトラブルを感じると虚脱感や抑圧感が大きくなり、猜疑心《さいぎしん》や疑念が強くなります。思考力が低下し、冷静な判断ができなくなり、情緒が不安定になります。

糖分を摂取するときは、白米のような多糖類をよく噛んでゆっくりと血中に入れるように工夫することです。

体に負担にならないように糖を摂取する必要があります。

5章

白内障・緑内障・加齢黄斑変性……目のトラブル予防・改善法

年齢を重ねることで起きる〝目の症状〟

年を重ねていくと老眼だけでなく、さまざまな目の病気にかかるリスクが高くなります。視力が落ちたり、視野が狭くなったり、最悪の場合は失明にもつながるだけに、できるだけ早めに治療することが大切です。

左ページの図を見てください。目の断面図です。

ここでは、重要な〝目のしくみ〟と、それぞれの部位で年齢を重ねることで起こる〝目の症状〟を合わせてご説明します。

目の老化現象の代表は「老眼」ですが、年齢を重ねることで起こる目の症状は、老眼だけではありません。

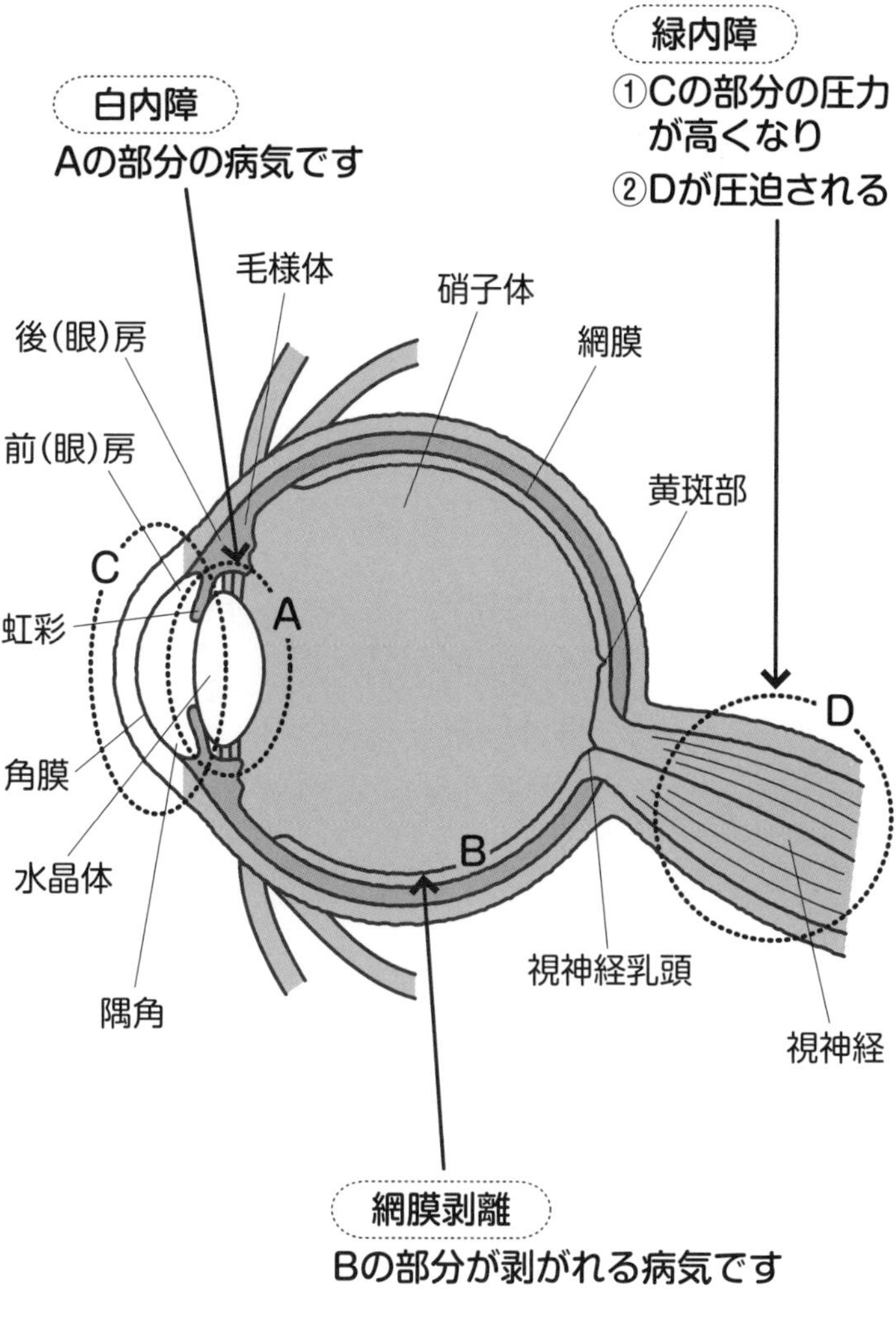
緑内障
①Cの部分の圧力が高くなり
②Dが圧迫される
白内障
Aの部分の病気です
毛様体
硝子体
後（眼）房
網膜
前（眼）房
黄斑部
C
A
虹彩
D
角膜
水晶体
B
視神経乳頭
隅角
視神経
網膜剥離
Bの部分が剥がれる病気です

「最近、老眼がひどくなったな」と思い込んでいるうちに、白内障や緑内障といった深刻な病気が進行している可能性もあります。

とくに、近視の人が老眼になると、近視の合併症（近視が原因の眼病）としての緑内障・加齢黄斑変性・網膜剥離のリスクが高まります。

思い当たる節がある人は、すぐに眼科に行って検査をすることをおすすめします。

*【白内障】

カメラでいえばレンズの役割を担っているのが、「**水晶体**（すいしょうたい）」です。

水晶体が老化すると、水晶体を構成しているたんぱく質に混濁が生じます。白く濁ってしまうのです。これが、いわゆる**【白内障**（はくないしょう）**】**です。

目に入ってきた光は、水晶体に当たって屈折し、「**網膜**（もうまく・カメラでいえばフィルムに当たる部分）」に像を結びます。

しかし、水晶体が濁ると光が正しく屈折しなくなるので、ものがかすんで見えたり、光に敏感になってまぶしく感じたりします。

じつは、水晶体には血管や神経がありません。白内障になったからといって、痛みもかゆみもないのです。そして、知らないうちに白内障は進行していくのです。

＊【緑内障】

網膜と脳を結ぶ神経が、「**視神経**（ししんけい）」。視神経と網膜を結ぶところが「**乳頭**（にゅうとう）」です。

【緑内障（りょくないしょう）**】**は、この視神経乳頭が、眼球内側から押し潰されることで、正常に機能する視神経が減少する病気です。

病気の進行とともに、見える範囲が徐々に狭くなり、最悪のケースでは、失明してしまう恐れがあります。

＊【飛蚊症】

「**硝子体**（しょうしたい）」は、水晶体の後方にある組織です。〝眼球の中身〟といったらわかりやすいでしょうか。

無色透明、コラーゲンやヒアルロン酸、コンドロイチンなどで構成されており、ゼリー状になっています。

ところが、近視や加齢でその組織が萎縮してもろくなり、硝子体内部の繊維と水分との構築がくずれ、繊維が水に浮いて部分的に集まった状態になることがあります。

これが、視界にゴミのようなものがフワフワ飛んで見える、**【飛蚊症**（ひぶんしょう）**】**の正体です。

＊【加齢黄斑変性】

カメラのフィルムに相当する網膜は、眼球後方の内壁を覆っており、目から入ってきた情報が像を結ぶ場所です。この網膜が剥がれるのが**【網膜剥離（もうまくはくり）】**です。

この網膜の中で、もっともピントが合うところが、**「黄斑部（おうはんぶ）」**です。網膜の真ん中にあります。

ここには、光を感知する細胞が何百万と集まっており、これがものを見るときに重要な働きをしています。

網膜が老化すると、網膜内の毛細血管に目づまりが起こったり、新しい血管ができて出血したりして、この黄斑部に変化が生じて、ものを見る働きを妨げてしまいます。これが、**【加齢黄斑変性（かれいおうはんへんせい）】**です。

加齢黄斑変性になると、ものがゆがんで見えたり、肝心な視界の中心部がぼやけて見えたりします。

「白内障」目のかすみは老眼ではなく、白内障のサイン？

白内障チェック

- □ 視野全体がかすむ
- □ 光がまぶしく感じられる
- □ 急速に近視が進行した
- □ 新たにメガネをつくっても視力が上がりにくい
- □ 新たに老眼鏡をつくっても視力が上がりにくい

白内障のかすみと老眼のぼやけはよく似ており、勘違いされることがあります。

白内障は、見たもの自体にはピントが合いますが、視野全体がかすみます。老眼はピントが合わずにぼやけます。これを区別する必要があります。

前述しましたが、白内障とは水晶体が白く濁る病気です。栄養を補給し、老廃物を取り除く代謝機能の異常といわれています。加齢とともにこの機能が低下し、白内障を発症するのです。

また、近視の合併症としての白内障は、毛様体筋を過度に疲弊《ひへい》させるために、その中の血流が悪くなり代謝が低下したものと思われます。

紫外線の弊害もいわれています。紫外線を多量に浴びると活性酸素を生じさせます。それが目の不飽和脂肪酸とくっついて飽和脂肪酸となり白濁するというものです。いずれも白内障の原因として妥当だと思われます。

今の医学では、水晶体が白濁するまで待ち、手術をし、人工水晶体を入れることで治療は終了です。

ただ、手術しても再び白内障が起こる場合もありますし、割合は低いのですが剥離を引き起こしたケースの相談を受けたこともあります。

また、白内障の手術をし、人工水晶体にして透明度は増したけれど、視力がでないという相談もあります。これはもともと近視が強い場合、網膜の解像度が低下し、人によっては弱視傾向を示していることがあり、その弊害で視力がでないのではないでしょうか。**近視を放置していたツケが回ってきている**のです。

白内障手術をしたからといって、必ず視力が回復するわけではないのです。

やはり自分の目で死ぬまで見ていたいものです。軽い白内障であればなんとかストップし、できれば元の状態のような透明度を保つように努力することが大切ではないでしょうか。

【白内障予防・改善の処方箋①】

まずは、毛様体筋を意識的に動かすことで、血流、代謝を促進することです。

そうして〝目の中のいらないもの〟を自らの力で、できる限り排出していくのが最善の方法です。

【白内障予防・改善の処方箋②】

強い日差しの中に出るときには、UVカット対策をする人は多いですが、肌にばかり気を取られて、目はまったくの無防備になっていませんか？　長時間外出するときは、サングラスをかけるなど目を保護して、白内障を予防してください。

【白内障予防・改善の処方箋③】

白内障の予防や改善に効果があるのが、**「ルテイン」**です。ルテインは、カロテノイドの一種で、ケールの葉、ほうれん草、ブロッコリーなどに多く含まれています。

体内に吸収されたルテインは、水晶体や網膜に供給され、**強い抗酸化作用を発揮**するのです。ルテインは体内ではつくられませんから、これを含む野菜を常に摂取するか、サプリメントで補給してください。

「緑内障」眼圧が正常でも油断は禁物

●緑内障チェック●

- □強度近視である
- □遠視で長時間パソコン操作や読書など手元作業をする
- □目の奥が痛い
- □ストレスを長時間かけ続ける生活習慣がある
- □眼圧が高い

緑内障は、現在日本の中途失明のトップ原因といわれています。これは眼圧が上がり、視神経乳頭が陥凹し、それが視神経にダメージを与え、視野が欠けていく病気です。

片方の視野が欠けても、もう片方の視野が補うため、はじめのうちはほとんど自覚症状がありません。気づかないうちにかなり進行してしまいます。

眼圧が上がってしまう原因は、毛様体から分泌される房水（ぼうすい・眼球を充たす体液のこと。眼圧を保つとともに角膜、水晶体の栄養補給の役目を果たす）の排出がうまくいかなくなることです。

ただし最近では、眼圧は基準内であるにもかかわらず、緑内障の症状が現われる「正常眼圧緑内障」のほうが圧倒的な比率を占めるようになりました。近視の合併症として中高年に急増しています。

20代や30代の方からも、近視の合併症としての緑内障の相談を受けることがあります。

近視が原因の緑内障は、目の酷使と首から上の血流が極端に低下し、視神経に栄養が行かなくなった結果、徐々に萎縮が起こり、視野が欠損したものと私は考えています。

左右平等に緑内障になっている人は少なく、目の使い方がアンバランスで、酷使されている側の目に強く症状が現われます。また首・肩のこり方の酷いほうが重症化する傾向もあります。

一般的には、緑内障は症状がなく進行していくので発見しづらいのですが、詳しく聞いてみると、目の奥の痛み（眼痛）を訴える方は多いのです。

症状は、こり、痛み、しびれ、麻痺の順番で進行します。

目のこりを放置すると痛みに変化します。目を酷使し、眼筋が硬結することにより血流が途絶え、徐々に痛みを生じたものと考えられます。こりの段階で対処しましょう。

【緑内障予防・改善の処方箋①】

なんといっても正しい目の使い方を知り、眼筋をストレッチさせ、中に入っている**血管を刺激し、視神経への血液の流れをよくすることが大切**です。

また、定期的に眼科に通って検査を受ける習慣もつけましょう。

【緑内障予防・改善の処方箋②】

質のよい医薬品レベルの**ワイルドブルーベリーを摂取することも重要**です。

ふだんの食事では、「玄米菜食」がおすすめです。

玄米・野菜類・海藻類が中心の食事は、血液をドロドロにする糖分や脂質が少なく、目の健康に必要なビタミンやミネラルを補えます。

とくに玄米は、歯ごたえがあるので、よく噛むことになります。よく噛めば消化がよくなるだけでなく、顔全体の筋肉を使うために血行もよくなります。その結果、目にも酸素や栄養が行き届くことになるのです。

「加齢黄斑変性」は目の生活習慣病

加齢黄斑変性チェック

- □視野の中心部分が欠ける
- □ものがゆがんで見える
- □ぼやけて見える
- □左右の目でものの大きさが違って見える
- □歩いていてよくつまずく
- □本を読んでいて、文章を部分的に読み落としてしまう加齢黄斑変性（かれいおうはんへんせい）は、アメリカではトップの中途失明原因となっています。日本ではかつてはめずらしい病気でしたが、**欧米型の食生活の普及により、急速に増えてきています。**

この黄斑部とは、目の光刺激を受け入れる大切な場所です。とても酸化しやすい場所です。

その特徴は、無血管組織であるということです。これは爪や髪と同じように、それ自体には血管はなくまわりの血管から血液をもらい、生き延びている細胞なのです。

加齢黄斑変性には2つのタイプがあります。

加齢により視細胞に栄養を送る網膜色素上皮が徐々に壊れていきます。これを「萎縮型」といいます。

もうひとつは、網膜の後ろの脈絡膜にできた異常な新生血管が黄斑部に入り込み、ものを見る働きを妨げるようになります。これを「滲出型」といいます。

日本では、この滲出型が多数を占めます。新生血管はもろいので、破れると血液や滲出物が黄斑部を押し上げます。その結果、視野の中心部がぼやけたりゆがんで見えるようになるのです。

私はこれも目の血液の循環障害によって起きる変化だと思います。

加齢黄斑変性で来所された方で、ほとんど視力を失っている方がいました。眼科では失明を覚悟するようにといわれたらしく、悲壮な面持ちで来られたのです。コンタクトをしてもほとんど視力がでなくて0・1以下の状態でしたが、トレーニングによって徐々に視力が上がり、現在では0・3〜0・4まで見えるようになっています。

アメリカの研究データによりますと、蛍光物質が加齢黄斑変性の原因ではないかともいわれています。いろいろな説や考え方があるのですが、一番は血流障害ではないかと私は思います。これまでご紹介した目のストレッチなどで血流をよくしておきましょう。

【加齢黄斑変性予防・改善の処方箋①】

黄斑部には**「ルテイン」**という物質が多量に存在し、その抗酸化機能で黄斑部が酸化することを防止しています。ですから、この病気の予防や改善にも、ルテインを多く含むケール・ほうれん草・ブロッコリーなどを食べることや質の高いサプリメントを補給することが効果的といえます。

【加齢黄斑変性予防・改善の処方箋②】

ふだんから視野の異常がないかをチェックしていくことです。緑内障と同じく、片方の目に症状が現われても、もう片方が視野を補ってしまいます。**片目ずつチェックする習慣をつけましょう。**

「網膜剥離」近視で老眼の人は要注意

網膜剥離チェック

□ 強度の近視である
□ 飛蚊症が気になる
□ 光が当たっていないのに、視野の中心や端に光が飛んで見えたり、チカチカ・キラキラ光を感じる
□ 目を酷使している
□ ストレスをよく感じる

最近は、強度近視の方が老眼になり、網膜剥離になる人が増えました。

中高年以降、網膜の血流が悪くなり引き起こされるものもありますが、圧倒的に**近視の合併症で引き起こされるケースが多い**のです。近視で老眼の人は特に気をつけてください。

近視が強度化すると眼軸《がんじく》が伸びます。眼球がラグビーボール状に伸びていくのです。当然網膜がはがれやすい状態になります。

目はたとえるなら水風船のようなものです。したがって、重力の法則で前傾姿勢でものを見たり、あるいはうつぶせ寝で寝たりすることによって眼軸はどんどん伸びていきます。姿勢にも気をつけたいものです。

【網膜剥離予防・改善の処方箋】

とにかく、近視を進ませないこと。

また、本書のトレーニングで眼球の血流をよくしましょう。

#「飛蚊症」などの浮遊物が見えるのは、病気？　ただの老化現象？

飛蚊症（ひぶんしょう）には、すぐに手を打たないと失明の危険があるものと、じわじわ危ないものの2つがあります。

すぐに危ない飛蚊症は網膜に傷がついている場合や、穴があいてしまっている場合です。これはすぐにレーザーで光凝固法をする必要があります。放置すると網膜剥離を引き起こすからです。この場合、飛蚊症だけでなく光視症も発症するケースが多いものです。気をつけるべき飛蚊症です。

これに対してじわじわ危ない飛蚊症というのは、目の硝子体が液状化を起こすことで発症する飛蚊症です。

これは、加齢や近視の進行とともに起こるといわれています。この場合、コラーゲンと水が分離して、その影が飛蚊としてうつるものです。これは放置していると徐々に硝子体が剥離しやすくなり網膜剥離を誘発することもあります。こちらのじわじわ危ない飛蚊症も気をつけていく必要があります。

【飛蚊症の予防・改善の処方箋】

コラーゲンと水を十分に取り込むことです。

ただし、コラーゲンは外からコラーゲンのサプリメントでとってもあまり意味がありません。コラーゲンは、タンパク質をとることで自分の肝臓でつくるものです。

したがって少し多めにタンパク質をとる必要があります。

そして、先ほど述べたように、水をチビチビと摂取してください。

(了)

驚異《きょうい》の老眼回復法《ろうがんかいふくほう》

著　者――中川和宏（なかがわ・かずひろ）
発行者――押鐘太陽
発行所――株式会社三笠書房
〒102-0072 東京都千代田区飯田橋3-3-1
電話：(03)5226-5734（営業部）
：(03)5226-5731（編集部）
http://www.mikasashobo.co.jp
印　刷――誠宏印刷
製　本――宮田製本

編集責任者　本田裕子
ISBN978-4-8379-2452-4 C0077